ILLUSTRATION SERIES
An operation of eyes cataract

イラスト 眼科手術 シリーズ

白内障

監修
若倉雅登

編集
德田芳浩 比嘉利沙子

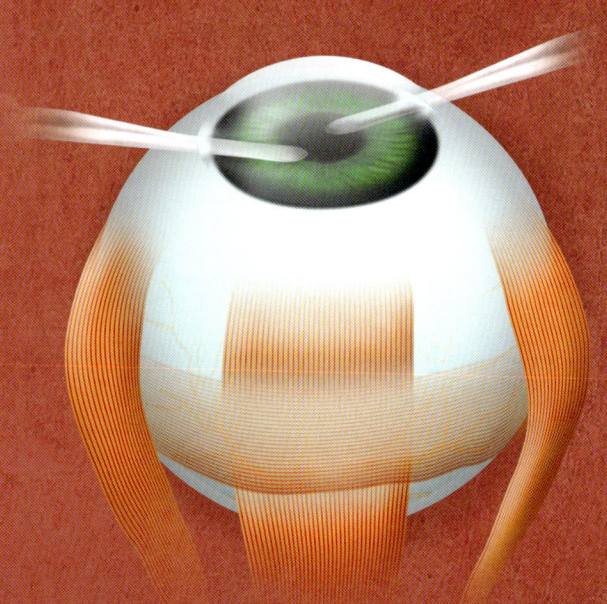

金原出版株式会社

【監修】

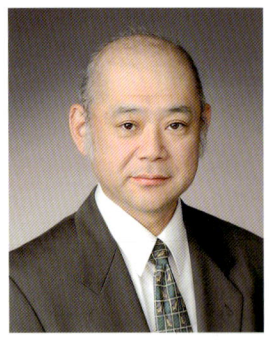

若倉　雅登（わかくら　まさと）

1976 年	3 月	北里大学医学部卒業
		北里大学眼科入局
1980 年	3 月	北里大学医学研究科博士課程修了
1982 年	4 月	北里大学眼科専任講師
1986 年	2 月	グラスゴー大学シニア研究員
1991 年	3 月	北里大学医学部助教授
1999 年	1 月	医）済安堂　井上眼科病院副院長，東京大学眼科非常勤講師
2002 年	1 月	医）済安堂　井上眼科病院院長
2010 年	11 月	北里大学医学部客員教授
2012 年	4 月	医）済安堂　井上眼科病院名誉院長

所属学会：日本眼科学会専門医・指導医，日本神経眼科学会理事長，日本眼科学会評議員，日本眼科手術学会代議員，心療眼科研究会代表世話人
専門領域：神経眼科，心療眼科

【編集】

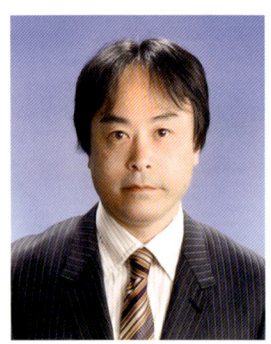

德田　芳浩（とくだ　よしひろ）

1985 年	3 月	広島大学医学部卒業
	4 月	東京女子医科大学眼科入局
1987 年	3 月	同退室
		新川橋病院眼科
1995 年	4 月	医）済安堂　井上眼科病院
1998 年	4 月	医）済安堂　井上眼科病院副院長
		現在に至る

所属学会：日本眼科学会専門医，日本眼科手術学会代議員，日本白内障屈折矯正手術学会代議員など
専門領域：白内障 IOL

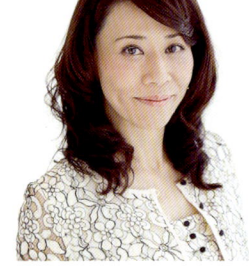

比嘉利沙子（ひがりさこ）

1994 年	3 月	北里大学医学部卒業
2000 年	3 月	北里大学医学部大学院卒業
2002 年	4 月	北里大学眼科診療講師
2006 年	1 月	医）済安堂　井上眼科病院
		現在に至る

所属学会：日本眼科学会専門医・指導医，日本眼科手術学会代議員，日本白内障屈折矯正手術学会，米国白内障屈折矯正手術学会，日本神経眼科学会
専門領域：白内障，眼光学

序　文

　眼科学は，歴史的にも，事実上も外科学のひとつとして発達してきた医学領域であり，眼科学の究極は，外科的処置によって視覚を含む不都合な状態を改善させたり，維持させたりすることであった。しかも，眼科における手術は白内障，緑内障，網膜硝子体，外眼および付属器手術など多岐にわたっていて，特にここ20年は眼科各分野の進歩はめざましく，手術適応を含めた手術の考え方，手術方法にも大きな影響を与えてきた。

　外科系の臨床ではいつの時代もそうであるが，手術手技の秀でた術者がおり，どこの教授は，どこの部長は何々手術の名手であるといった世評が非常に重要で，その名手たちは，自分で工夫し，あるいは苦労して獲得した手術方法やコツを，直接の弟子以外には教えようとしなかった。

　そうした手術の秘策は，わざわざ出版物にして外に出すものではなかったので，一般の医師は，そうした熟達者の手術を直接見たり，助手をする僥倖を得れば，良いところを盗み，あるいはそれこそ口伝によって大事なところが受け継がれてきた。時代がかったやり方ではあるが，つい数十年前までは本当にそういうものだったのである。

　その伝統が引き継がれているためか，今日の手術書ですら，手術における数々の微細な工夫やトラブル対策はあまり記載されることはない。すなわち，なかなか手術手技の標準化はされなかったといえる。それでも，白内障手術や網膜関連の手術は比較的多くの症例があり，眼科医のほとんどが関わる必要があることから，最近の学会や教科書では画像なども準備して標準化に努めようとしている。しかし，従来の眼科手術書は手術手技の記述が中心で，手術の専門家でないとやや難解であり，画像も経験者ならよくわかるが，いきなり見て理解できることは少ない。

　本書は，眼科のどの領域の手術に関しても，イラストを多用してこの欠点を克服し，細かな工夫やトラブルシューティングについても本音で記載してもらうことを編集方針とした。

　安全確実で，標準的な手術が要求される社会背景の中で，術者や助手，あるいは手術の依頼者として手術に関わろうとする読者が，容易に手術法に関する問題点を知り，手術手技が理解でき，トラブルにも対応可能な，より実践的で理解し

やすい手術書の刊行が望まれてきたと考える。しかも，眼科手術の各領域を詳細にカバーしたシリーズはなかったので，これを目指したのである（眼窩手術のみ編集の都合上含めなかった）。

各書は，年間1万例（レーザー，小手術を除く）を越す眼科の各領域の手術を行っている井上眼科病院グループのスタッフとその協力者を中心に責任編集・執筆をしていただいた。監修者は，神経眼科，心療眼科医だと言ってくれる人はあっても，すべての眼科手術に造詣が深いわけではないのに，なぜ監修なのかと思う方は少なくないだろう。だが，むしろそれを幸いとして，「監修者でもよく理解できる原稿」を要求させていただいた。

今日では，手術の件数や成績を公開することが当たり前に行われるようになり，手術を紹介する眼科医，手術を受ける患者やその家族，友人，その他関係者，さらにはメディアや法曹界の人々に至るまで，こうした専門書を読む機会がある。この点までも意識して，イラストを多用したわかりやすい記述を心がけたのである。その結果，比較的初学者でも容易に理解でき，座右において必ずや助けとなる内容になったと自負できるものになった。

多数の執筆者による共著であり，原稿やイラストを何度も書き直すという作業もいとわずに刊行にこぎつけていただいた中立稔生氏，井上拓夫氏ら金原出版のスタッフに深甚なる感謝の意を表したい。

監修　若倉　雅登

◆ **執筆** （執筆順）

德田　芳浩	井上眼科病院副院長
比嘉利沙子	井上眼科病院
小早川信一郎	東邦大学医療センター大森病院眼科准教授
石井　　清	さいたま赤十字病院眼科部長
松島　博之	獨協医科大学眼科学准教授
永原　　幸	東京大学医学部眼科学教室講師
大内　雅之	大内眼科院長（京都市）
柴　　琢也	東京慈恵会医科大学眼科講師
三戸岡克哉	東京慈恵会医科大学附属第三病院眼科診療部長
荒井　宏幸	クイーンズアイクリニック院長（横浜市）

目次 CONTENTS

1 序論

1. 白内障の手術適応 1
2. 難症例への対応 2

2 基本的な手技

1. **眼内レンズ度数の選択** 3
   - a. 眼軸長の測定 3
   - b. 角膜屈折力 6
   - c. IOL計算式 7
   - d. 術後屈折値のねらい 8
2. **消毒・麻酔** 10
   - a. 消毒，ドレーピング，洗眼 10
   - b. 麻酔 10
3. **切開創作成** 14
   - a. 強角膜変則3面切開 14
   - b. 合併症対策 18
   - c. ECCEおよびECCEへのコンバート 18
   - d. 角膜切開 19
4. **前囊切開術** 23
   - a. CCCの大きさ 23
   - b. CCC作成時の器具 23
   - c. チストトームの作成 23
   - d. チストトーム（または前囊鑷子）の動かし方 24
   - e. チストトームによるCCC 25
   - f. 前囊鑷子によるCCC 26
   - g. CCCが難しい症例の戦略 28

5 hydrodissection ………………………………………………… 30
- a. 適応の考え方 ………………………………………………… 30
- b. 術前に特に注意すべき点 ……………………………………… 30
- c. 手術手技 ……………………………………………………… 30
- d. 術中および術後管理 …………………………………………… 32

6 超音波水晶体核乳化吸引術 ………………………………… 33
- a. 超音波装置と手術手技の進歩 ………………………………… 33
- b. Divide & Conquer 法（2手法）と Phaco Chop 法（2手法）の概要 … 33
- c. Phaco Chop 法の基本手技 …………………………………… 33
- d. Divide and Conquer 法 ……………………………………… 36

7 皮質吸引 ………………………………………………………… 49
- a. 術前に特に注意すべき点 ……………………………………… 49
- b. 手術手技 ……………………………………………………… 49
- c. 術中および術後管理 …………………………………………… 51

8 眼内レンズ挿入 ………………………………………………… 53
- a. OVD の注入 …………………………………………………… 53
- b. 各種 IOL 挿入時の注意点 …………………………………… 53
- c. 鑷子で挿入する場合 …………………………………………… 53
- d. インジェクターを使うときの注意点 …………………………… 54
- e. プッシュ式インジェクターを用いた挿入 ……………………… 55
- f. 回転式インジェクターを用いた挿入 …………………………… 55
- g. 小さな創口から IOL を挿入するときのコツ ………………… 56
- h. トーリック IOL 挿入のときの注意点 ………………………… 57

3 術中トラブルと対策

1 CCC が流れたら ………………………………………………… 58
- a. なぜ, CCC は流れる（た）か？ ……………………………… 58
- b. CCC が流れたら ……………………………………………… 59
- c. IOL の向き …………………………………………………… 61

2 後嚢破損が生じたら ……………………………………………… 62
　　a. 破嚢例の基本的な対処法 …………………………………… 62
　　b. 第一工程：核娩出 …………………………………………… 62
　　c. 第三工程：IOL嚢外固定 …………………………………… 63

3 核が落下したら …………………………………………………… 67
　　a. 破嚢後 ………………………………………………………… 67
　　b. 核処理 ………………………………………………………… 67
　　c. 硝子体処理 …………………………………………………… 67
　　d. 眼内レンズ挿入 ……………………………………………… 67

4 虹彩脱出が生じたら ……………………………………………… 72
　　a. 早期穿孔により虹彩脱出が生じたら ……………………… 72
　　b. 虹彩が原因で虹彩脱出したら ……………………………… 75

4 術後トラブルと対策

1 眼内レンズ(IOL)がずれたら ………………………………… 77
　　a. 術式の選択 …………………………………………………… 77
　　b. 切開創の作成 ………………………………………………… 77
　　c. IOLの摘出 …………………………………………………… 79
　　d. 前部硝子体処理 ……………………………………………… 80
　　e. 縫着の手順 …………………………………………………… 81
　　f. 周辺部虹彩切除 ……………………………………………… 84
　　g. IOL眼内縫着 ………………………………………………… 85

2 後発白内障が生じたら …………………………………………… 88
　　a. YAGレーザーとは …………………………………………… 88
　　b. レーザー後嚢切開術の原理 ………………………………… 88
　　c. Nd：YAGレーザー後嚢切開術の適応 …………………… 88
　　d. Nd：YAGレーザー後嚢切開術の手順 …………………… 89
　　e. Nd：YAGレーザー後嚢切開術後 ………………………… 90
　　f. Nd：YAGレーザー後の合併症と対策 …………………… 90

3 眼内炎を疑ったら ……………………………………… 91
 a. 細菌性眼内炎の臨床経過と所見からの診断 …… 91
 b. 起炎菌の同定 ………………………………………… 93
 c. 眼内炎に対する治療戦略 …………………………… 93
 d. 白内障術者が行える早期手術の手順 ……………… 94
 e. 硝子体手術 …………………………………………… 96

5 特殊な状況下での白内障手術

1 硬い核 …………………………………………………… 99
 a. 視認性の確保 ………………………………………… 99
 b. 溝掘り ………………………………………………… 99
 c. 分　割 ………………………………………………… 99
 d. 分割後の操作の注意点 …………………………… 101
 e. 核処理が終わった後 ……………………………… 102

2 浅前房 ………………………………………………… 104
 a. 浅前房眼が難症例である理由 …………………… 104
 b. 浅前房の原因 ……………………………………… 104
 c. 手術の実際 ………………………………………… 104
 d. 術中に浅前房になる症例 ………………………… 106

3 水晶体脱臼 …………………………………………… 107
 a. 基本的な考え方 …………………………………… 107
 b. 標準的ICCE ……………………………………… 107
 c. 小切開ICCE ……………………………………… 108

4 ぶどう膜炎 …………………………………………… 111
 a. 手術の実際 ………………………………………… 111
 b. 症例 ………………………………………………… 112

5 外傷性白内障 ………………………………………… 115
 a. 術前診察 …………………………………………… 115
 b. 術中の注意すべきポイント ……………………… 115

6 落屑症候群 ... 122
　a. チン小帯脆弱による水晶体動揺 ... 124
　b. 落屑症候群の25％は緑内障を併発していること，術後の眼圧管理が重要である ... 124
　c. 小瞳孔対策 ... 124
　d. 前嚢切開時 ... 125
　e. PEA以降 ... 126
　f. 皮質吸引 ... 126
　g. IOL挿入後 ... 126

7 角膜混濁 ... 127
　a. 角膜混濁の範囲と程度で難易度を予測する ... 127
　b. 手術戦略 ... 127

8 小児白内障 ... 131
　a. 小児白内障手術の特殊性 ... 131
　b. 実際的手順 ... 131
　c. 後発白内障の二次的な手術 ... 136

9 屈折矯正術後の白内障手術 ... 137
　a. なぜ通常の計算式が使えないのか？ ... 137
　b. さまざまな補正式がある ... 137
　c. case study ... 138

索　引 ... 143

イラストレーション：アトリエサカネ

1 序　論

1　白内障の手術適応

　きわめて早期の視力回復が得られる小切開自己閉鎖創白内障IOL手術が定着して既に20年弱が経過し，わが国の年間手術件数が約100万眼で推移する状況が続く今日でもなお，「白内障手術は見えなくなってからでよいのでしょうか？」と外来で問う患者さんはときに認められる。そもそも，白内障の主症状が視力障害であるとするならば，見えるなら行わなくてよい，すなわち手術は見えなくなってから行えばよい，というのは至極当然の回答でもあり得る。

　ただ，もしそこに議論の余地があるとすれば，「見えなくなってから」という言葉の定義に幅があることであろう。実際に，対面しただけで瞳孔領が白く，診断がつくような白内障患者を目前にして手術を勧めるかどうかに悩む術者はいない。

　一方で，大した屈折異常もなく，1.0以上の裸眼視力を有していながら，ゴルフのボールが見えないからという理由で手術の相談に来られる患者さんもいる。ボールが見えてもスコアが上がるとは限りませんよ，と思いつつ手術の説明はするが，やはり積極的な言葉は避けざるを得ない。ただ，紹介患者さんの場合は紹介医の面子にも配慮が必要であり，簡単に断るわけにもいかない。

　筆者の経験ではあるが，このような場合，たとえ紹介状を持参していても，実際には手術を迷っている患者さんの方が多い。医学的説明は受けていても医学教育を受けているわけではないので，なんとなく手術をした方がよいのかも知れないぐらいの理解はしていても，手術を決断しないままに来院されるのが普通である。特に迷っている場合は，今回はすぐに手術をせずに3カ月後にもう一度来られてみてはどうでしょうか，と提案すると，何人かの人はホッとした表情になり，とりあえずは経過観察で落ち着く。

　では，それがベストかと言えば，そうとも限らない。そのように先延ばしした人でも実際の手術が終わると，もっと早く受ければよかった，と言う人もいる。眼鏡装用テストのように，術前と術後を比較体験できれば簡単に手術の決断はつけられるであろうが，現実にはそのようなトライアルは不可能である。

　医学的理由で手術が望ましい場合を除けば，つまるところ白内障の手術適応は患者さんの要望と術者の姿勢に依存していて，それほど厳密な基準は存在しない。それでも何がしかの話の根拠は必要なので，一般的には，普通自動車第一種運転免許取得のための法的基準である矯正視力0.7を一つの目安として採用されている術者は少なくないと推定される。実際には0.7まで見えなくても生活に困らない患者さんはたくさんおられるが，わざわざ眼科に足を運んで

来ている人に，自分のことは自分で決めなさい，と突き放すのもいささかサービス精神に欠けるであろう．とりあえず，0.7の基準と根拠をお話しして，それで手術を受けたいと言われれば敢えて断らなくてもよいというスタンスで診療を行っている．

2 難症例への対応

　2010年の当院の統計ではあるが，通常の白内障症例約8,000例のうち，いわゆる難症例といえる症例は400例弱と5％そこそこである．これは，比較的難症例の紹介を受けることの多い施設での数値であることを勘案すれば，通常の術者が対峙しなくてはならない難症例は数％以下に過ぎないことが予測される．この数をどう捉えるかは悩ましい問題であろう．

　実際のところ，きわめて頻度の少ない難症例において，その対策に精通するというのは現象として矛盾している．かといって，何の予備知識もない空手で症例に挑むというのも，その心意気は買うが，術者としての倫理観の欠如は否めない．最初から手に負えない例は経験豊富な術者に紹介するとしても，術中に意外と症例の難易度が高かったという経験を持つ術者は少なくないであろう．そのようなときに本書が少しでもお役に立てれば，著者一同の光栄である．

（德田芳浩）

2 基本的な手技

1 眼内レンズ度数の選択

　白内障手術では，水晶体摘出後の屈折矯正としてIOLを挿入する。IOL度数は各計算式により算出される。その際，少なくとも眼軸長と角膜屈折力の測定が必要である。IOL度数選択が白内障手術の成功を左右すると言っても過言ではない。

a．眼軸長の測定

　測定方法には超音波式と光干渉を用いた光学式がある。超音波式には，プローブを角膜に接触させる接触法と，プローブと角膜の間に水を介して測定する**水浸法**がある。ここでは**超音波接触法**と，光学式である**IOLマスター**(Carl Zeiss Meditec社)(図2-1)について述べる。

1) 超音波接触法
◎測定方法
　点眼麻酔(ベノキシール®)を行う。測定は座位または臥位で行う。検者は被検者の角膜の中心部にプローブを垂直に接触させ，内部固視灯を注視させる。注視できない場合は僚眼に固視目標を定め，眼位を正位に保つとよい。測定時はプローブの傾き，眼球圧迫に注意する。良好なエコー波形(図2-2)が得られたら測定する。測定は数回行う。
　次の場合は時間をあけるか，検者を交代して再測定を行った方がよい。

> **超音波Aモードで再測定が必要な場合**
> ① 22 mm未満の短眼軸長眼や27 mm以上の長眼軸長眼
> ② 両眼の測定値の差が0.3 mm以上
> ③ 測定値が屈折値と合わない
> ④ 低視力または眼振のため注視できない
> ⑤ 測定値の標準誤差が0.05 mm以上

◎測定波形
　プローブ内の振動子から発せられた超音波の進行方向と眼球内組織の境界面が垂直な場合，反射波は効率よく振動子に戻る。角膜前面，水晶体の前面および後面，網膜前面の急峻な立ち上がりが理想的なエコー波形である(図2-2)。

◎測定部位
　角膜前面から内境界膜までの光軸。

◎測定原理
　音の伝播時間を測定し，眼軸長を算出している。超音波式には，眼内を均一な組織と仮定した**等価音速方式**と，組織ごとに音速値を変える**セグメント方式**(図2-3)がある。等価音速方式は下記の式により算出される。

$$眼軸長(AL) = \frac{等価音速値(V) \times 往復時間(T)}{2}$$

◎測定値
　IOLマスターと高い相関がみられるが，プローブの圧迫により，IOLマスターより0.15〜

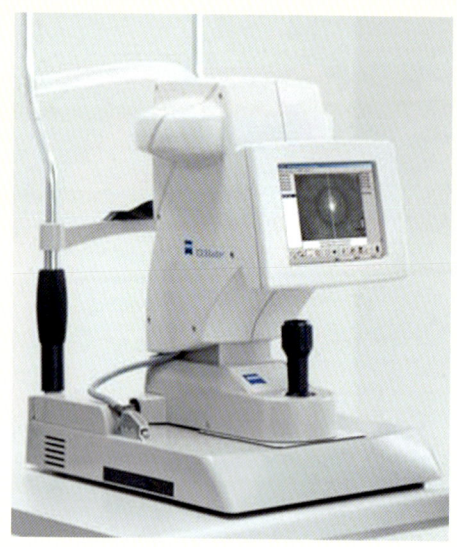

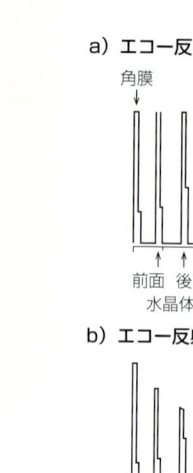

図2-1 IOLマスター
（Carl Zeiss Meditec社）

図2-2 超音波Aモードの波形

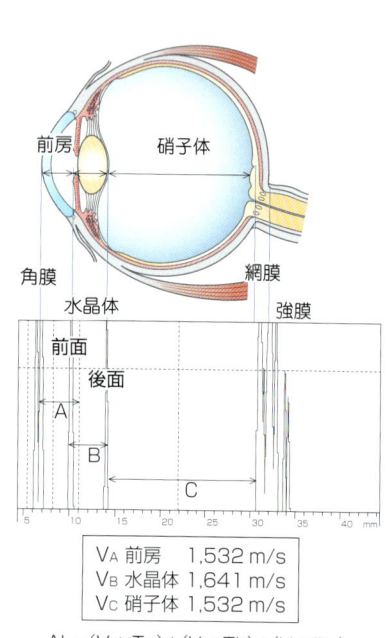

図2-3 セグメント方式

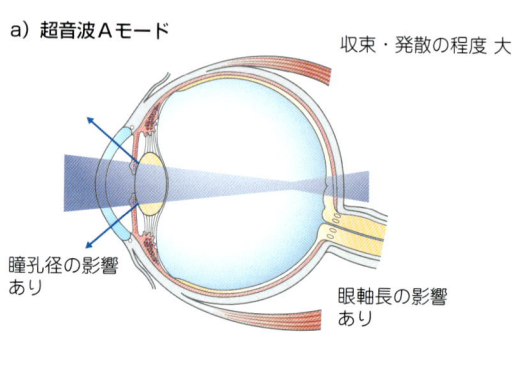

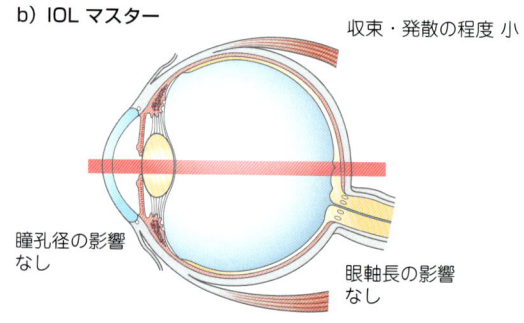

図2-4 指向性

0.2mm短く測定される。

◯指向性

プローブから発信された超音波は収束して広がるという特性がある（プローブの構造により異なる）。そのため短眼軸長や長眼軸長眼では測定値が安定しないことがある。また，無散瞳でも測定可能であるが，瞳孔径が小さいと測定値はばらつきやすい（図2-4）。

◯利点と欠点

> 利点：全例で測定可能
> 　　　日本で幅広く普及している測定法
> 欠点：熟練を要し，検者間の測定誤差が生じやすい
> 　　　精度は光学式より劣る
> 　　　IOL度数の計算には，角膜屈折力を入力する必要がある

◯等価音速方式の問題点

等価音速値は通常1,550m/secを用いるが，水晶体の占める割合や高度によって音速値が変わるため誤差が生じる。測定値は眼軸長が26mm前後を境に，短眼軸長眼では短く測定，長眼軸長眼では長く測定される。また，核硬度（Emery-Little分類）がG1では長く測定，G4,5では短く測定される。

2）IOLマスター

◯測定方法

非接触のため点眼麻酔は不要である。被検者の顔を顎台に乗せ，内部固視灯を注視させる。ジョイスティックで測定画面上の光のピント（瞳孔の中心）を合わせ，ボタンを押す。微弱なレーザーを使用しているが，網膜の安全のため20回/1眼/1日の測定制限がある。

◯測定波形

波形と同時に表示される**信頼係数**signal-to-noise ratio(**SNR**)が測定精度の指標となる。これは色素上皮からの反射（ピークの高さ：Y軸）と，ノイズ（ベースラインの高さ：Y軸）の比で表される（図2-5）。

単波形で信頼性が高い3つの条件は，①基線が低い位置で安定，②色素上皮の反射の立ち上がりが急峻で明瞭，③SNRが2.0以上，である（図2-6）。また，信頼性の高い波形では，色素上皮からの反射の前後にさまざまな組織からの小さな反射が出る。前は内境界膜，後ろは脈絡膜からの反射と考えられ，波形は「山」という字になる。Ver.5以降のモデルでは，ノイズ処理をした単一波形の積算により合成波形が表示される。合成波形では網膜色素上皮の反射を示すピークはより明瞭となるため，SNRは高値で示される（図2-7）。

◯測定部位

涙液表層から網膜色素上皮までの視軸。

◯測定原理

光源に波長780nmの半導体レーザーを用いて，光干渉により角膜と網膜で反射する2つの光路長の差を測定し，光路長から等価屈折率を用いて眼軸長(幾何学長)を算出している。

◯測定値

幾何学長には網膜厚が含まれるが，表示値は一次式により網膜厚が差し引かれているため，内境界膜までの眼軸長に近似した値となっている。

◯指向性

指向性の高いレーザー光を使用しているため，収束や発散の程度は少なく，瞳孔径や眼軸長による影響が少ない（図4）。

◯利点

> ①非接触：点眼麻酔が不要，感染や角膜障害の危険性がない
> ②容易　：検者間の測定誤差が少ない
> ③短時間：測定時間は超音波Aモードの5～10分の1
> 　　　　　小児や眼振を有する症例の測定にも適している
> ④高精度：コンタクトレンズ(CL)装用眼ではCL中心厚，LASIK後では角膜切除量も眼軸長測定値に反映される

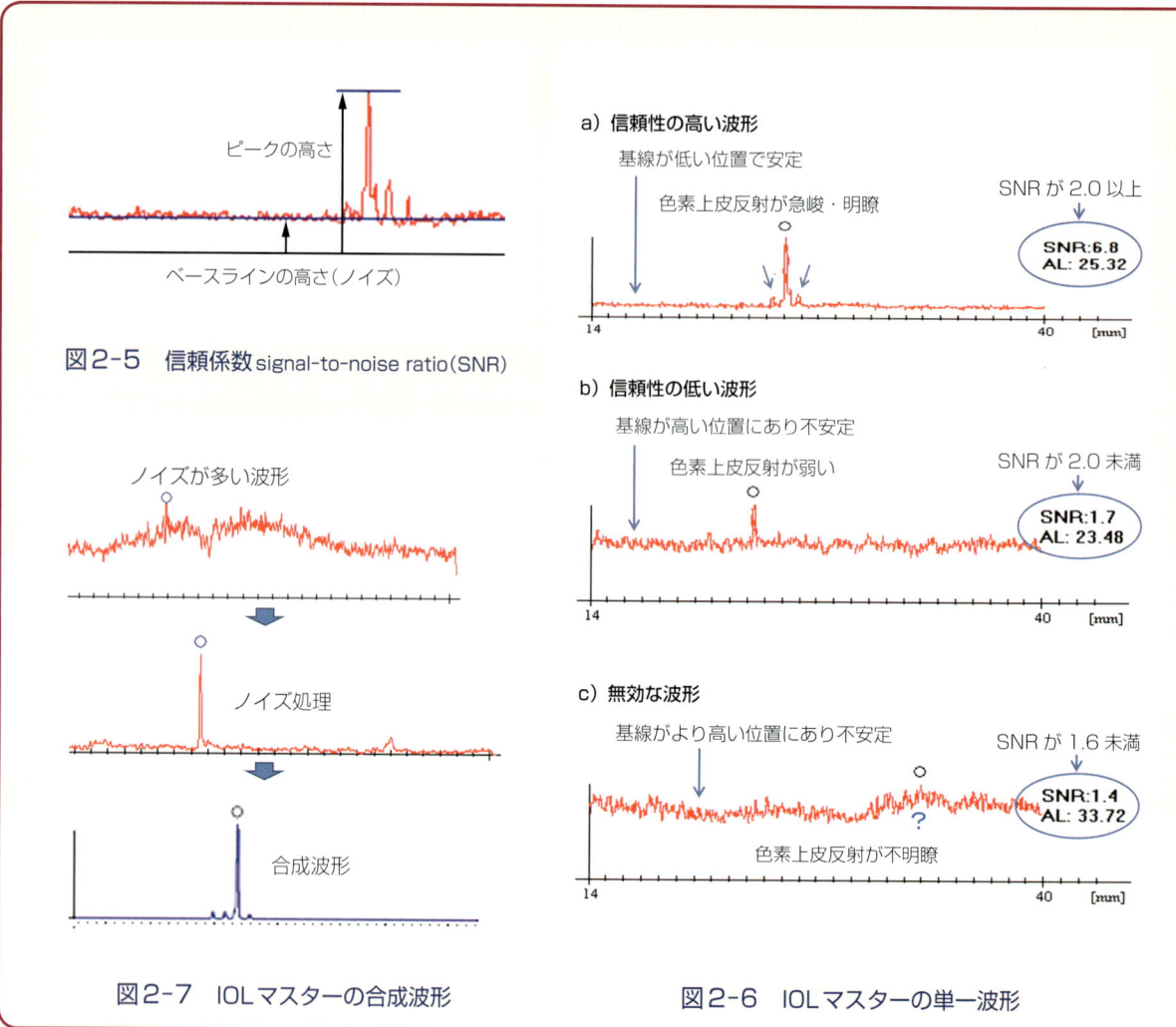

図2-5 信頼係数 signal-to-noise ratio (SNR)

図2-7 IOLマスターの合成波形

図2-6 IOLマスターの単一波形

●測定困難または不能な症例

　図2-8のような視軸上に強い混濁を有する症例では，光の強度が低下するため測定できないことがある。図2-8cのような症例では，測定部位を少しずらすと測定は可能である。IOLマスター Ver.5以降では，ノイズキャンセリングされた合成波形により，混濁が強くても眼軸長計算に採用可能な波形が表示されるようになった。つまり，今まで測定不可能であった症例も測定できる可能性がある（自験例では，同一症例による測定率は88％から95％に上昇している）。

●測定に注意を要する症例

　黄斑上膜：黄斑上膜と網膜色素上皮の2つの反射により波形は二峰性を示すことがある。前者は黄斑上膜，後者は網膜色素上皮からの反射と考えられる。測定値も二極化されるが，いずれもSNR 2.0以上となるため，どの反射を測定表示しているか注意が必要である（図2-9）。

3）IOL挿入眼の眼軸長測定

　IOL挿入眼では音速値（または屈折率）の設定を変更する。図2-10で示すように水晶体とIOLの音速値には大きな隔たりがあるが，屈折率ではその隔たりはわずかである。そのためIOLマスターでは，IOLの素材が眼軸長値に及ぼす影響は超音波Aモードより少ない。

b．角膜屈折力

　リング状照明が角膜前面で反射して生じるマイヤー像から曲率半径を計測し，角膜屈折力を

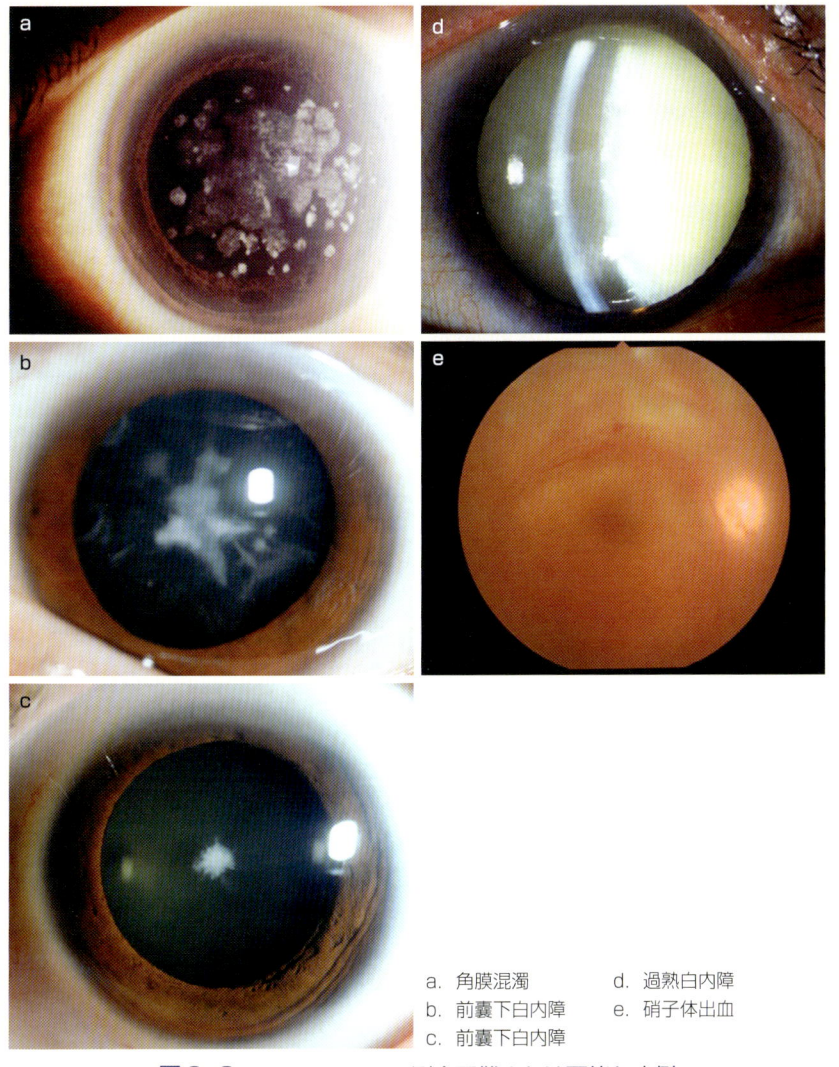

図2-8 IOLマスターで測定困難または不能な症例

a. 角膜混濁
b. 前嚢下白内障
c. 前嚢下白内障
d. 過熟白内障
e. 硝子体出血

算出する。オートケラトメーターでは，中央約3.0 mmの4点を測定（メーカー・機種により異なる）している。IOLマスターでは中央2.4 mmの6点を計測している。

c．IOL計算式

IOL度数計算式には，大きく分けて光学的モデル眼を用いた理論式と，実症例をレトロスペクティブに回帰した回帰式がある。いくつかの計算式があるが，SRK式は代表的な回帰式であり，簡単な式で表される。

正視化IOL度数(P) = 定数(A) $-$ 2.5×眼軸長(AL) $-$ 0.9×角膜屈折力(K)

しかし，短眼軸長眼や長眼軸長眼では術後屈折誤差が大きく，これを補正した経験式がSRK II式であり，さらに精度向上のため理論式を組み合わせ，改良されたのがSRK/T式である。日本ではSRK/T式が主として用いられている。IOLマスター（モデル500）では，眼軸長別に最適な計算式が示される（図2-11）。IOLマスターに搭載されている計算式の特徴を表2-1に示す。屈折矯正術後の白内障眼での計算式に関しては5章-9（p.137）を参照していただきたい。

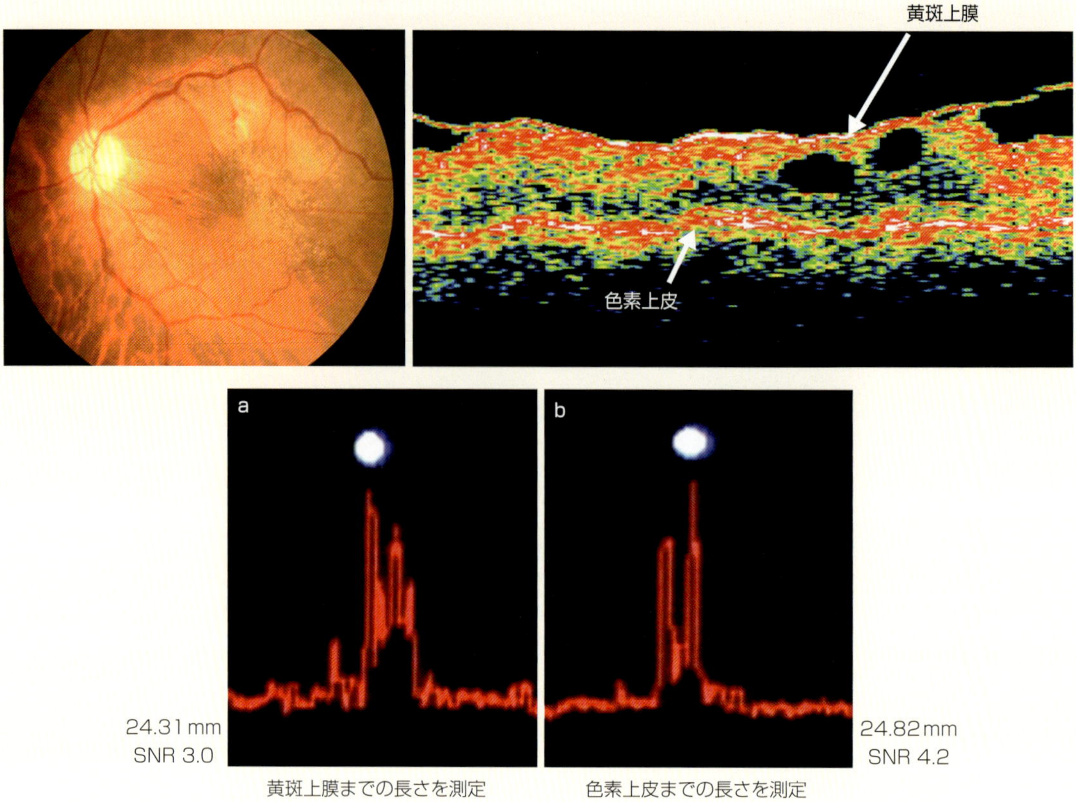

黄斑上膜
色素上皮

a　　　　　　　　　　b

24.31mm
SNR 3.0

24.82mm
SNR 4.2

黄斑上膜までの長さを測定　　　色素上皮までの長さを測定

図2-9　黄斑上膜の症例

● A定数

　メーカー推奨値は超音波Aモードをもとにした値である。IOLマスターでは眼軸長，角膜屈折力の差を補正するため，IOLマスター専用のA定数を用いる。IOLマスター専用のA定数は，ULIB（User Group for Laser Interference Biometry）のwebページ（http://www.augenklinik.uni-wuerzburg.de/eulib/const.htm）から取得できる。安定した術後のデータを最低20眼入力すると，IOLマスター本体でA定数の最適化ができる。

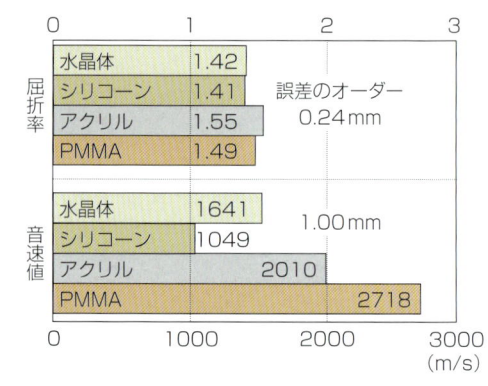

図2-10　水晶体とIOLの屈折率，音速値

d．術後屈折値のねらい

　術後屈折値の設定は，患者の希望をよく聞き出し，年齢，職業，ライフスタイル，趣味，術後期待できる視力，術前の屈折値などを考慮する必要がある。症例により異なるので，ここでは基本的な考え方の記述にとどめる。

1）術前（従来）の屈折値を把握する

　屈折値の参考となる項目は，①左右の眼軸長値，②眼底所見（特に〔視神経〕乳頭所見），③使用している眼鏡度数（作成時期も聞く），④古いカルテの記録，⑤白内障の核硬度（核性

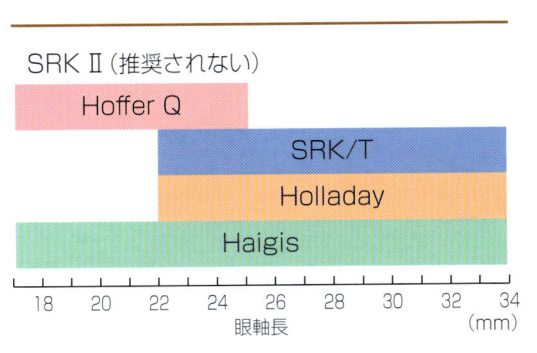

図2-11 IOLマスター(モデル500)で推奨される計算式
(筆者のリサーチによる結果)

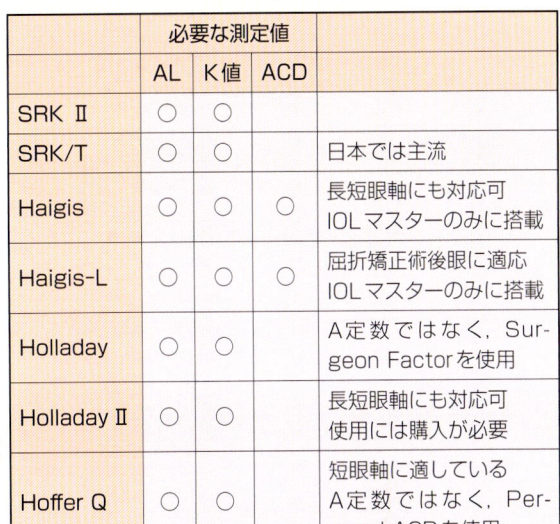

表2-1 各計算式の特徴

	必要な測定値			
	AL	K値	ACD	
SRK Ⅱ	○	○		
SRK/T	○	○		日本では主流
Haigis	○	○	○	長短眼軸にも対応可 IOLマスターのみに搭載
Haigis-L	○	○	○	屈折矯正術後眼に適応 IOLマスターのみに搭載
Holladay	○	○		A定数ではなく,Surgeon Factorを使用
Holladay Ⅱ	○	○		長短眼軸にも対応可 使用には購入が必要
Hoffer Q	○	○		短眼軸に適している A定数ではなく,Personal ACDを使用

近視を考慮)などである。

2) 従来の屈折値を大きく変えない

基本的な屈折値の設定
①遠視眼
②正視〜軽度近視眼 ｝正視または近視をねらう
③強度近視眼→近視の軽減にとどめる

遠視は特に近方視時に不便であり,術後,遠視矯正は避ける。片眼手術でも両眼視機能を考慮し,屈折値を設定する。

3) ロービジョンの症例

近方視時の拡大効果を期待して近視をねらう。

4) 強度乱視を有する症例

白内障術中,術後に乱視矯正術(輪部減張切開術:LRI,レーザー乱視矯正術:PAK)などを予定している症例では,術後遠視化を考慮し,目標屈折値より近視寄りをねらう。

(比嘉利沙子)

2 消毒・麻酔

a. 消毒,ドレーピング,洗眼

　白内障術後眼内炎の起炎菌は,眼表面あるいは眼瞼皮膚に由来していることが明らかとなっている[1]。皮膚消毒は,眼瞼皮膚(睫毛の毛根部も含む)由来の細菌の混入を防ぐ大切なプロセスであるため,消毒薬の特性(ポビドンヨードは作用するまでに30～60秒程度必要)を理解したうえで施行したい(図2-12～20)。

　表2-2に皮膚消毒の手順と使用する薬剤をまとめた。

b. 麻酔

　水晶体手術(白内障手術)の際に用いられる麻酔は,球後麻酔,眼球周囲麻酔,テノン囊麻酔,点眼麻酔,前房内麻酔である。それぞれの麻酔で広く用いられている薬剤を表2-3に列記する。

　現在の白内障手術では点眼麻酔,テノン囊麻酔を組み合わせれば,ほとんどすべての症例に対応可能である。テノン囊麻酔の変法として,輪部付近の結膜下に0.1～0.2cc程度2%キシロカイン®を注入する結膜下麻酔もある。

　テノン囊下麻酔は球後麻酔に匹敵する効果を発揮することがあり,その一手法を紹介する。

　1)使用する注射器シリンジは2.5～3cc。シリンジにOVD注入針を付け,2%キシロカインを2～2.5cc程度充たしておく。OVD注入針は図2-21のように曲げ,眼球のカーブに沿いやすくする。

　2)右眼は右上,左眼は左上を見るように指示し,鼻下側の円蓋部付近の結膜を切開する。

　3)強膜を露出し,注入針を眼球カーブに沿って進め,麻酔薬を2～2.5cc注入する(図2-22)。このとき結膜が浮腫とならないようにする。

　麻酔薬注入後5分程度で眼球運動の抑制が得られる場合が多く,患者はときおり暗黒感を訴える。持続時間は約60分であるため,適宜追加する。

(小早川信一郎)

【文献】
1) 薄井紀夫,宇野敏彦,大木孝太郎,大鹿哲郎,大橋裕一,小椋祐一郎,桑山泰明,秦野 寛,吉富文昭,日本眼科手術学会術後眼内炎スタディグループ:白内障に関連する術後眼内炎全国症例調査.眼科手術 19:73-79, 2006

表2-2　皮膚消毒の手順と使用薬剤

皮膚消毒の手順	使用薬剤
消毒前点眼麻酔	0.4%塩酸オキシブプロカイン(ベノキシール®)
一回目皮膚消毒	ポビドンヨード
洗眼	ポリビニルアルコールヨウ素(PA・ヨード®)4～8倍希釈液
二回目皮膚消毒	ポビドンヨード

表2-3 麻酔と使用薬剤

麻酔の種類	麻酔の目的	使用薬剤
球後麻酔	眼球後方の筋漏斗内に麻酔薬を注射することによって，動眼神経，滑車神経，外転神経を麻酔して眼球運動を抑制するとともに，下直筋の付近にある毛様体神経節の枝をブロックし眼球周囲の痛覚を取り除く。ヒアルロニダーゼ（スプラーゼ®）の添加もしばしば行われる。	2％塩酸リドカイン（キシロカイン®） 0.5％塩酸ブピバカイン（マーカイン®）
眼球周囲麻酔	筋漏斗内には注射せずに，直筋の間で眼球後方に麻酔薬を浸潤させ，外眼筋と毛様体神経節を麻酔する。	2％塩酸リドカイン（キシロカイン®）
テノン嚢麻酔	投下点の違いからテノン嚢内麻酔（変法として結膜下麻酔）とテノン嚢下麻酔に分けられる。テノン嚢内麻酔は前部あるいは後部テノン嚢内に麻酔薬を貯留させる麻酔法であり，テノン嚢下麻酔は赤道部を超えた眼球周囲結合組織内の強膜にきわめて近い部分，または筋円錐内側の脂肪組織内に麻酔薬を注入する。	2％塩酸リドカイン（キシロカイン®）
点眼麻酔	眼表面麻酔（深部痛覚：外眼筋，内臓痛覚：虹彩，毛様体痛は残存）	4％塩酸リドカイン（キシロカイン®） 0.4％塩酸オキシブプロカイン（ベノキシール®）
前房内麻酔	点眼麻酔で抑制されない虹彩，毛様体の内臓痛を和らげる。防腐剤の入った薬剤は禁忌。	1％静注用塩酸リドカイン（キシロカイン®）

今日，本手術でほとんど用いられないもの，もしくはあまり推薦できないものは除いた。

消毒――

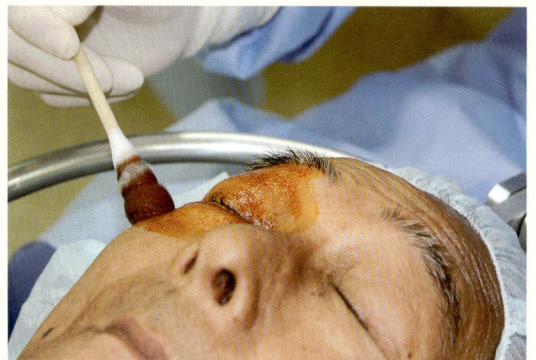

図2-12　滅菌綿棒にポピドンヨードを浸して眼瞼皮膚を拭く

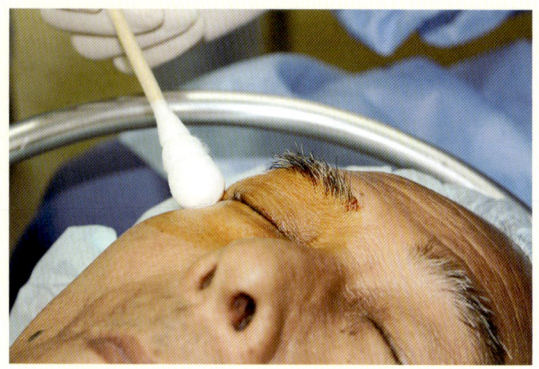

図2-13　1分間経過後，表面をぬぐう
表面の水分を吸い取る程度とする。

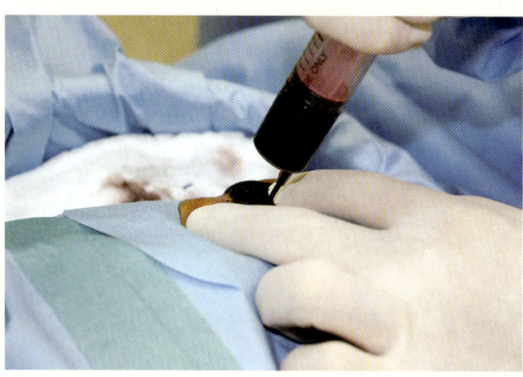

図2-14　穴あきドレープを掛けた後，PA・ヨード希釈液（4〜8倍）で洗眼する

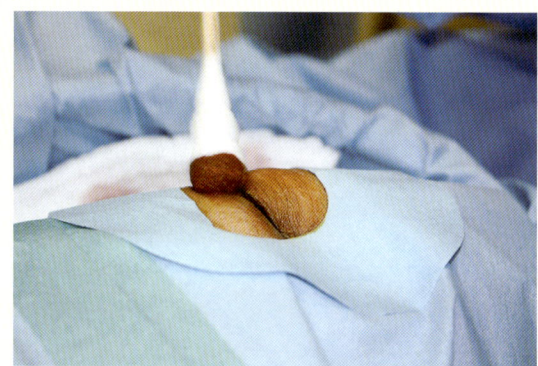

図2-15　もう一回ポピドンヨードを浸した滅菌綿棒で露出した部分を拭き，30秒以上放置し自然乾燥させる

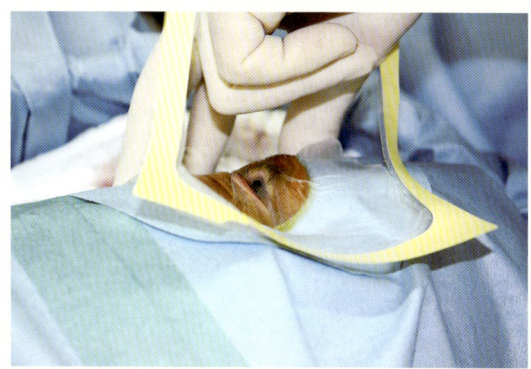

図2-16　ドレープを貼る
皮膚表面が濡れていたらガーゼで吸い取る。

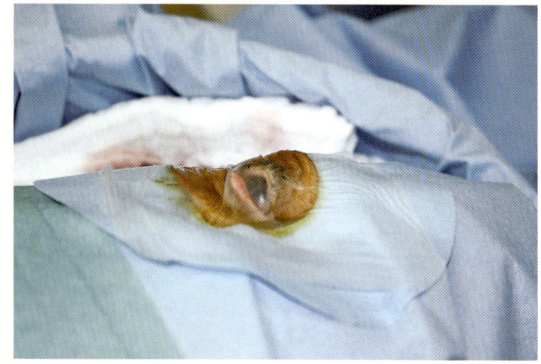

図2-17　ドレープを貼り終わった状態

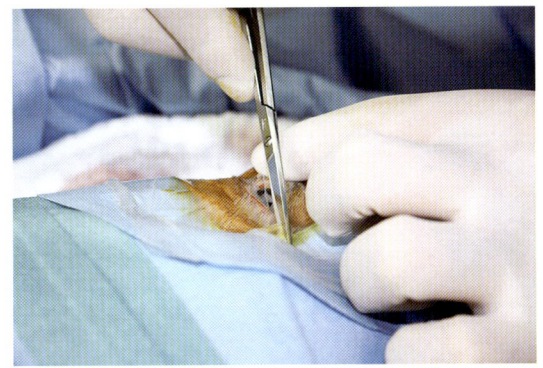

図2-18 ドレープを切る
瞼裂のほぼ中央で切る。

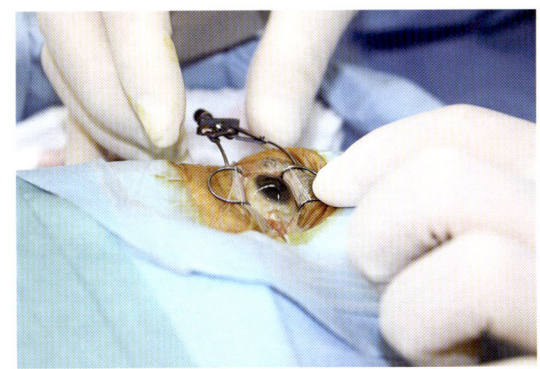

図2-19 開瞼器を掛ける
ドレープで上下睫毛を包み込むようにする。

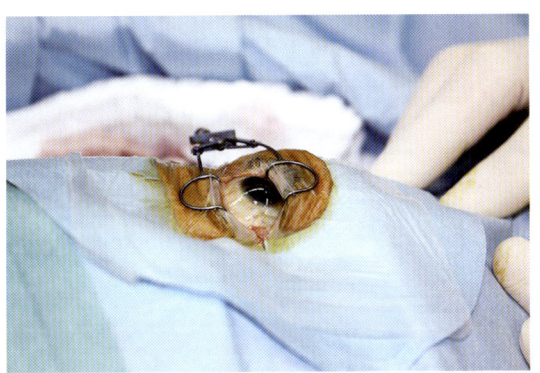

図2-20 開瞼器を掛け終わった状態

麻酔

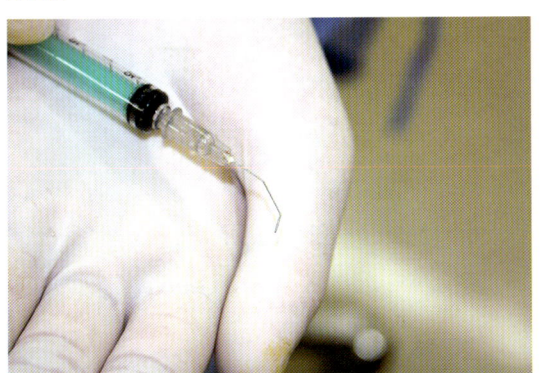

図2-21 OVD注入針を曲げる

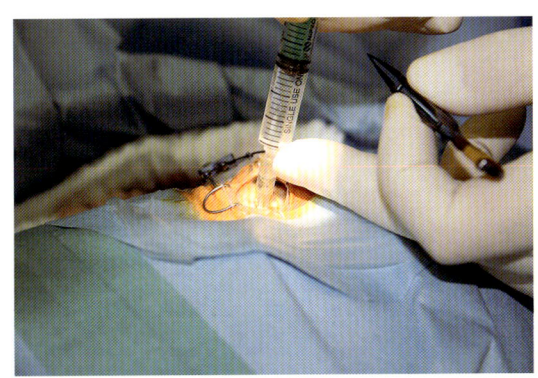

図2-22 麻酔薬の注入
眼球のカーブに沿うように針を進め，麻酔薬を注入する。なるべく結膜浮腫を起こさないよう心がける。

3 切開創作成

　白内障手術を安全に行うためには適切な切開創作成が重要となる。切開創に不備が生じると，その後の手術工程に不具合を生じ，難易度を上げ，合併症の連鎖を生じかねない。

　では，どのような切開創が理想であるのか。切開創作成以降の過程，つまり，

　1）前房操作性がしやすい

　2）基本的に無縫合で終了可能（ECCEとICCEを除く）

　3）惹起乱視が少ない

　4）万が一の合併症発症時（特に後嚢破損）に対応可能な切開創作成が望ましい。

　現在，PEAの切開創幅はほぼ3.0mm以下であり，強角膜変則3面切開，角膜切開，経結膜強角膜切開について話を進めていきたい。強角膜切開では，ECCEおよび破嚢時のECCEへのコンバート，ICCEの切開創作成についても述べる。

a．強角膜変則3面切開

　Dbreeの4面切開を基本とする（結膜剥離後の強膜面を第1面とよぶ）。角膜切開に比べ，術後感染，惹起乱視，後嚢破損時のECCEへコンバートのための切開創拡大への変更にも優れている。

1）結膜切開（図2-23）

　角膜輪部より約2mm程度の部位を，鑷子にて結膜とテノン嚢を同時に持ち上げ，剪刀にて強膜まできっちりと結膜とテノン嚢を同時に切開する。ここで強膜まで切開しないと，次の結

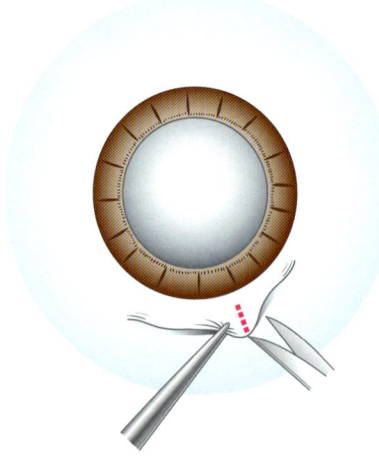

図2-23　結膜切開
使う鑷子は，最初のうちは先端の鈍のものが結膜組織を痛めにくい。必ず結膜とテノン嚢を同時に把持する。切開は強膜まできっちりと行う。

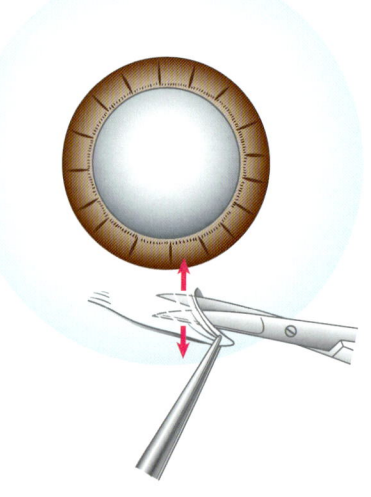

図2-24　結膜・テノン嚢剥離
剪刀の背中を強膜側に押しつけるようにし，切開手前の結膜を軽く鑷子で把持し，剪刀を開くイメージでテノン嚢を剥離する。

膜・テノン囊剝離操作が不十分となる。

2）結膜・テノン囊剝離（図2-24）

同じ剪刀を前述の縦切開より強膜側に押しつけるように，輪部より1.5mmのテノン囊下に挿入し，剪刀先端を開く動作で鈍的結膜・テノン囊を剝離する。

3）輪部切開（図2-25）

手前の剪刀の刃をテノン囊下に入れ，切り上げるように輪部切開を行う。

4）止血（図2-26）

止血は，以後の視認性を低下させる出血部位だけをジアテルミーなどで最低限施行する。過剰な凝固は強膜組織の萎縮をきたし，乱視を惹起したり，術終了時の閉鎖不全をきたすことがある。

5）強膜外方切開（第2面）

輪部から0.5～1.0mmの部位に垂直にストレートナイフを入れ，強膜の1/2の深さで切開を平行に入れる（約0.5mm以下）。外方の切開形状はfrown（輪部逆カーブ）がベストであるが，現在のPEAは眼内レンズ挿入まで含め3.0mm以下が主流であるため，ストレートでも十分である（図2-27a,b）。もしECCEへコンバートする際は両端からfrownに形状変更すればよい。また，挿入IOLがfoldableでなく，6.0mm以上の切開を必要とする場合はfrown形状が望ましい。

深さのイメージを掴むために，ナイフ先端部0.3mm程度にピオクタニンで染色するか，ナイフは先端が切れれば十分なので，先端から0.3mm程度の位置に持針鉗子などを利用して傷をつけておく（図2-27c）。

6）強角膜3面切開（第3面）

いわゆる強膜トンネルである。第2面の最も深い位置からクレッセントナイフを入れ（図2-28a），断面図のように角膜に平行に進めていく（図2-28b）。トンネルの長さは約2mm程度を目安に作成すると，創口強度，前房操作性

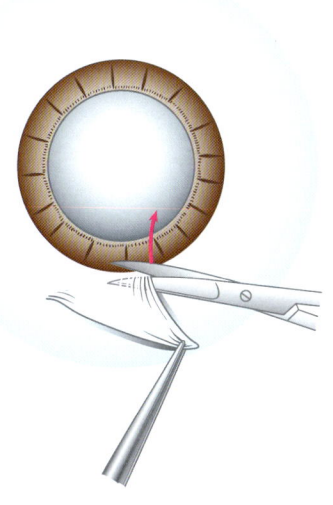

図2-25　輪部切開

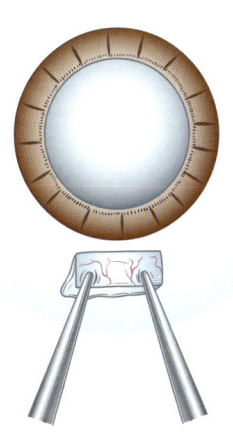

図2-26　止血
ジアテルミー鑷子の先端で止血部位のみを軽く凝固する。

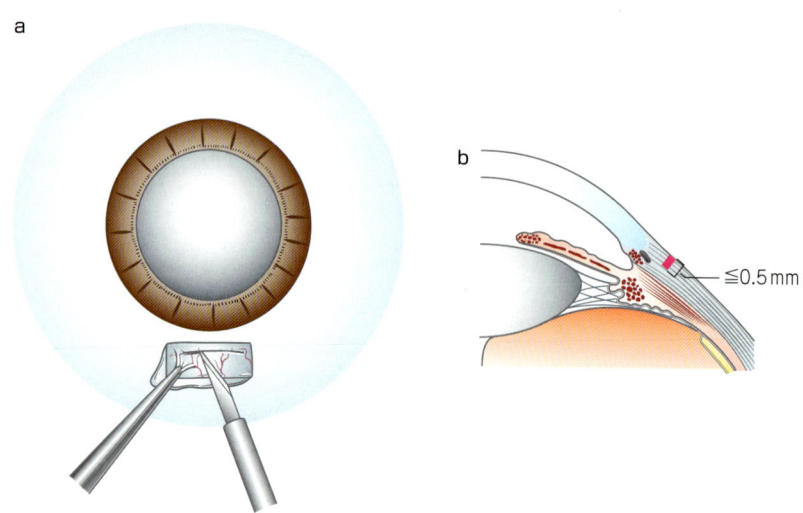

強膜の1/2の深さまでストレート切開する。

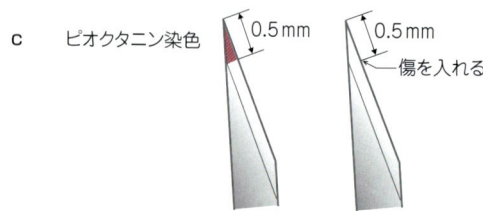

ストレートナイフ先端に0.5mm以下のピオクタニン染色や傷を入れマーキングをすると，深さをイメージしやすい。

図2-27　強角膜2面切開

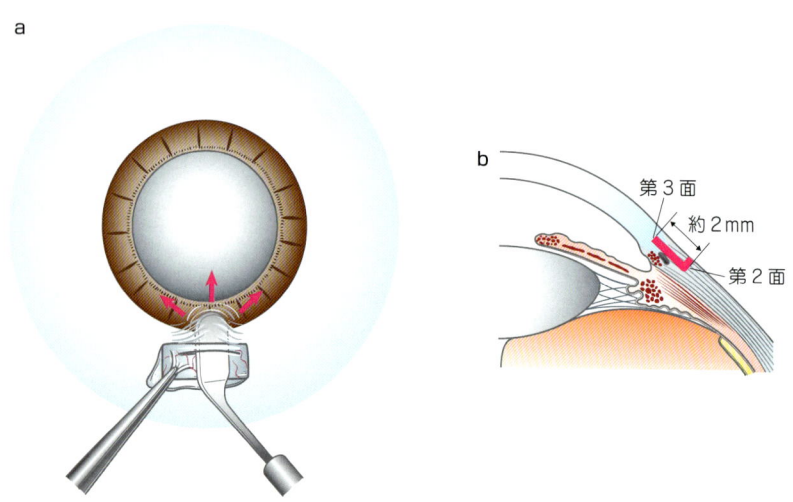

約2.0mm程度までのトンネルを作成する。逆扇形に進めるイメージで，角膜からやや前房寄りへ刺入していく。

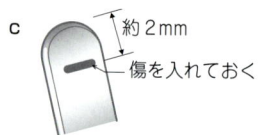

ナイフ先端から2.0mm程度の表側にマーキングすると，トンネルの深さを掴みやすい。

図2-28　強角膜3面切開

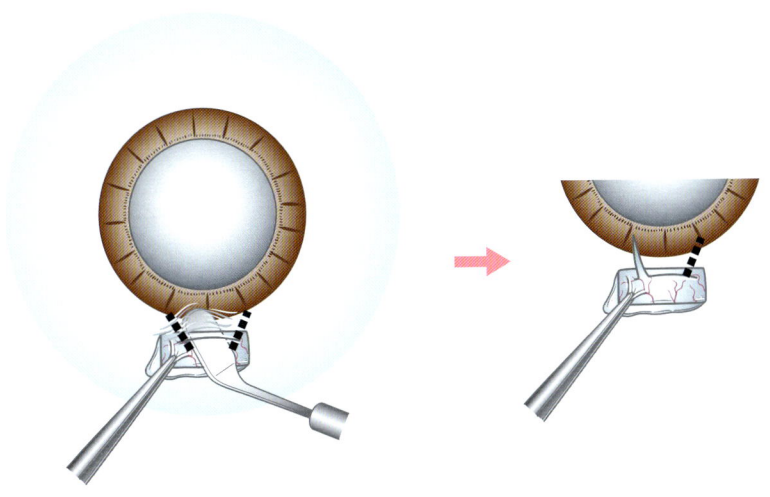

図2-29 強膜トンネル作成時トラブル
先端ばかりに気をとられると，ナイフのサイドでトンネルに切開が入ることがある。

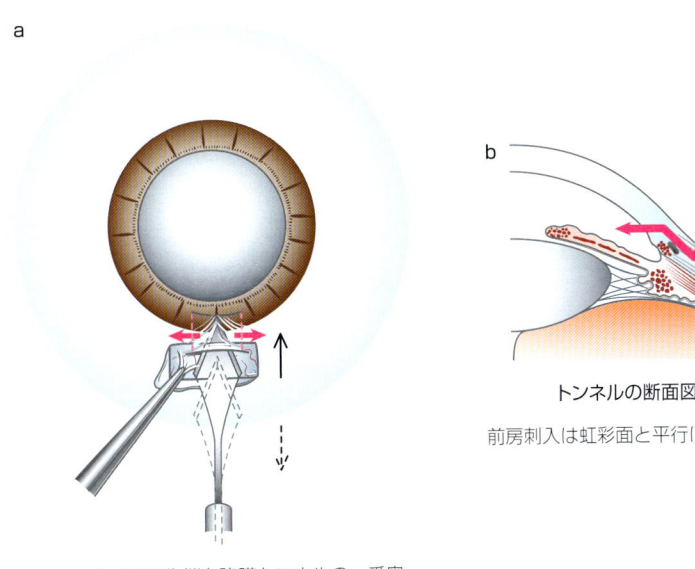

スリットナイフの先端を強膜トンネルの一番奥まで抵抗なく進め，前房内に刺入する。トンネルの奥までに抵抗を感じた場合は一度ナイフを引き戻す。

トンネルの断面図
前房刺入は虹彩面と平行に進める。

図2-30 前房刺入（旧4面目）

に優れる。この場合も，ナイフの先端から2.0mmの位置に傷をつけておくと最初はイメージを掴みやすい（図2-28c）。

このときクレッセントナイフの先端に注意をとられすぎると，ナイフのサイドでトンネルのサイドを切り上げてしまい，鉤裂きのトンネルになることがあるので，ナイフはゆっくりと無理せず進める（図2-29）。

7）前房刺入（旧4面目）

スリットナイフの先端を第4面の最も奥まで首を振るように進める。途中で抵抗があれば新たな切開面を作成している可能性が強いため，

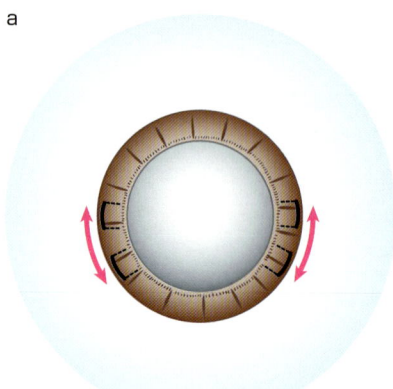
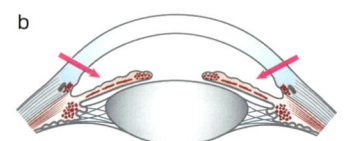
やや虹彩面に向けるが，前嚢に穿孔しないよう前房深度に注意する。
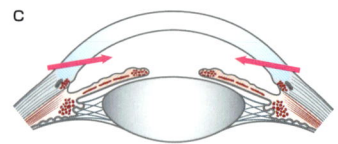
特に浅前房眼では，虹彩と平行以上に進める。

2〜3時および9〜10時の位置に作成するのが望ましい。

図2-31　サイドポート

一度ナイフを戻し，同じ動作で先端まで進め，ナイフ面と虹彩が平行になるように前房穿孔させる（図2-30a,b）。この操作で内方切開形状はいわゆるsmile形状となり，自己閉鎖，操作性に優れる。

8）サイドポート作成

サイドポートは2〜3時および9〜10時の方向に作成すると，上方に皮質残存した場合の対応に有用である。また，いつも同じ位置に作成することを意識すると，術野の狭い奥めの症例等でもフック等の挿入を迷わずスムーズに行うことができる（図2-31a）。

切開方向は，やや虹彩方向に向けて進める。実際に挿入するフックなどの角度と同じであると，前房内操作時の角膜のゆがみが少なく視認性に優れる（図2-31b）。浅前房の症例では，虹彩と平行以上で刺入する（図2-31c）。

b．合併症対策

最も問題を生じるのが早期穿孔である。

第1面で虹彩もしくは毛様体が見えた場合は虹彩脱出しやすいので，この場合は縫合し，ほかの部位に切開創を作成する（図2-32a,b）。

第3面での虹彩根部に近い若干の早期穿孔で虹彩脱出がない場合は，創口に仮縫合を置き，PEA以降の眼内操作を行うことができる（図2-33）。

c．ECCEおよびECCEへのコンバート

ECCEの切開は，基本的に強角膜変則3面切開と同様である。ただし切開創も大きく，操作も大きいので制御糸を必ず置くこと。ただし制御糸は慣れていないとできないことが多く，強角膜切開でも置くことを勧める。

1）結膜切開

2〜3時から9〜10時までの結膜切開をする。

2）強角膜1面切開

切開創が短冊にならないよう，なるべくナイフの持ち手の数を少なくし（2〜3手），切開を作成する（図2-34a）。

3）強角膜3面切開

できればオッシャー氏式（図2-34b①）等の組織ダメージの少ない鑷子で切開フラップを最小限に持ち上げ（図2-34b②），角膜と平行に切開創を作成する（図2-34b③）。深さは約2.0mmを目標とする。また慣れてきたら鑷子

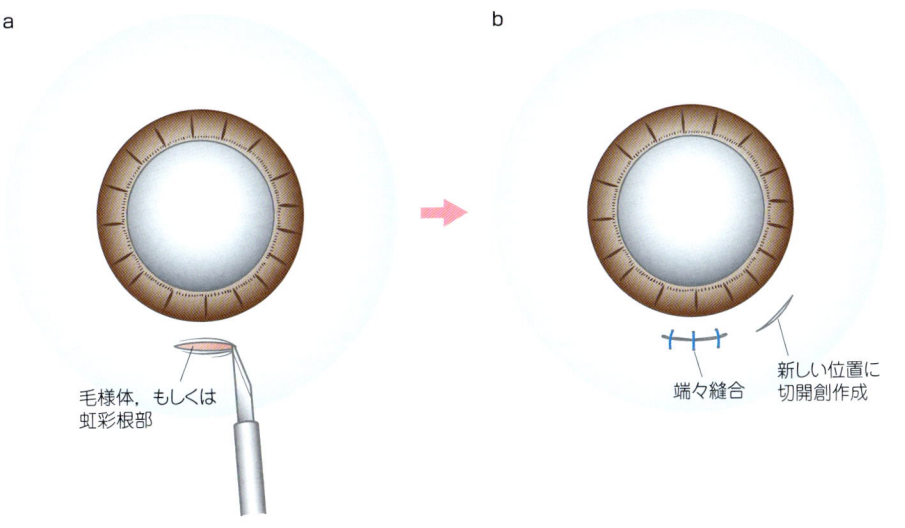

図2-32　早期穿孔（第1面）
a. 切開創の中に茶色の毛様体，もしくは虹彩根部が見えた場合。
b. 最初の切開を縫合し，別の場所に切開創を作成する。

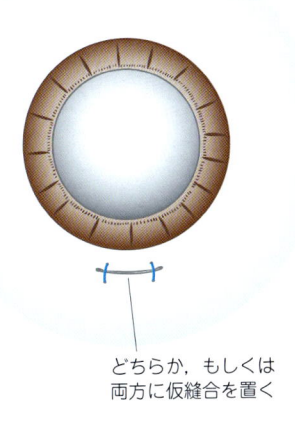

図2-33　早期穿孔（第3面）

で持つ部位は，切開手前の強膜を把持し，クレッセントナイフを滑らせるように動かし，切開創を作成する（図2-34b③）。

4）強角膜4面切開

OVDを前房内に注入し，前置糸を置いた後，スリットナイフで前房刺入後（図2-34c），インプラントナイフなどで切開創を広げる。この場合，インプラントナイフの先端は内側に向かっているので，内方切開が外方より小さいかストレートになることが多く（図2-34d①），核弁出が困難になることがあるので，内方が外方より大きくなるようにナイフの向きに注意する（図2-34d②）。

5）ECCEへのコンバート

工程としては上述の1）～4）と同じであるが，すでに各分割がある程度終了し6.0mm程度であれば，結膜切開の後，インプラントナイフによる切開創の拡大でも対応可能である。

6）ICCE

ECCEと異なり嚢ごと取り出すので，ECCEよりやや大きめの切開創（170°）を作成する。前置糸は2本程度置いても構わない。

d．角膜切開

結膜処理がないため術後の出血もなく，また結膜瘢痕を生じず，結膜を温存できるので，将来的に緑内障手術が必要な症例には有用である。ただし破嚢等の合併症の対応に脆弱である欠点があるため，初心者には勧められない。

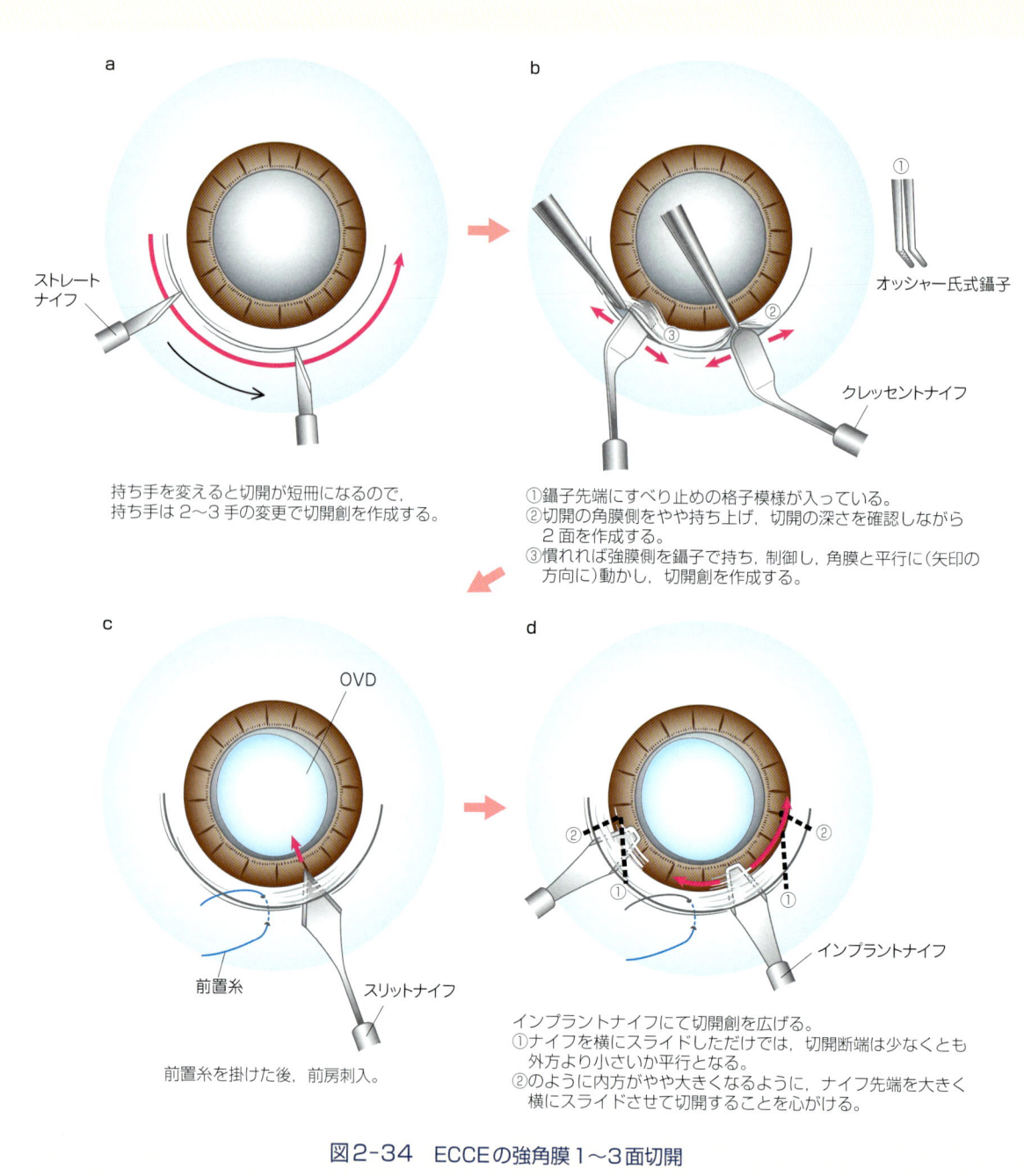

図2-34 ECCEの強角膜1～3面切開

スリットナイフ刺入

切開対側，もしくは向かって10時方向の結膜を鑷子で固定し，結膜を切開しないように前房に刺入する（図2-35a）。0.5mm程度までは，やや切り上がるように刺入し，その後，ナイフを虹彩面に平行になるように穿孔する（図2-35b）。

トンネルの長さは約1.5～2.0mmをイメージすると，自己閉鎖，前房内操作性が良い（図2-35c）。

（石井　清）

a

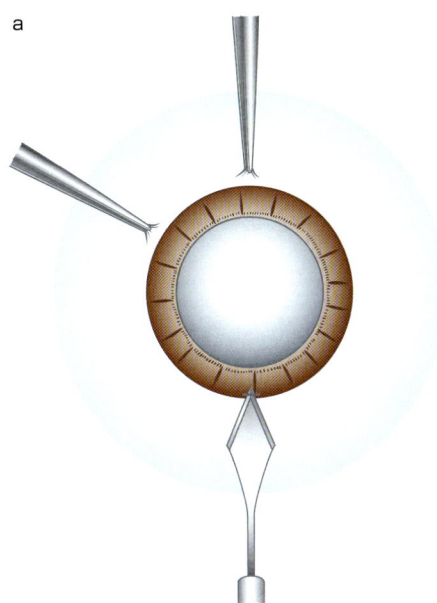

スリットナイフ刺入。角膜輪部より結膜を切開しないように前房に刺入する。

b

ナイフを虹彩面に平行にし穿孔する。

c

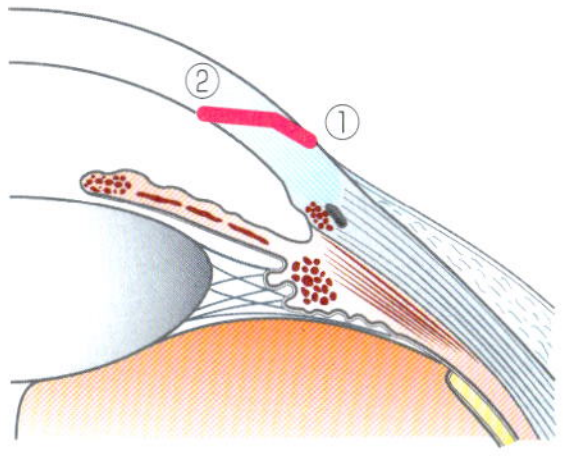

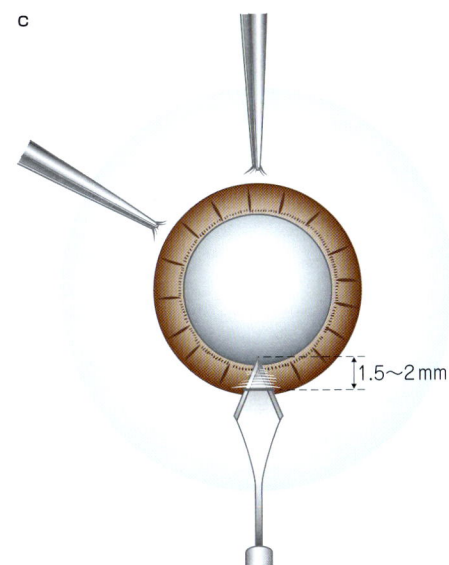

トンネルの長さは約 1.5～2.0 mm。

図2-35　角膜切開

| 番外編 | 経結膜強角膜切開 |

　スリットナイフを用いて結膜上から強膜切開を行う方法である。強角膜切開の利点と角膜切開の利点を取り入れた切開創作成手技である。ただし，そのままではPEA中に灌流液が結膜下に浸潤し，強烈な結膜浮腫を生じ，前房内視認性に問題が生じるので，サイドの結膜切開が必要である。

　角膜輪部0.5～0.7 mm後方の結膜からスリットナイフを角膜輪部に向けて刺入し，0.1～0.2 mm進んだところで，角膜輪部後方から見たところでナイフを強角膜に平行に前房穿孔する（a, b①②）。その後，両サイドの切開縁の結膜を角膜輪部まで切り上げる（c）。切り上げ後は，結膜と強角膜切開層が凹凸の関係に仕上がる（d）。切り上げは刺入に用いたスリットナイフでもよいが，スチールメスの先では切れが悪く，結膜縁がスムーズにならないこともあり，ダイアモンドメス，もしくは最近販売されている先の丸いスチールスリットナイフを用いるとよい（e）。ない場合は，結膜剪刀で切開してもきれいに仕上がる（f）。

　しかし，合併症，特に破嚢時のECCEへのコンバートで結膜処理と切開創を広げる処理が難しく，切開創が1面に近いので，強角膜3面切開に比べやや劣勢といわざるを得ない。

（石井　清）

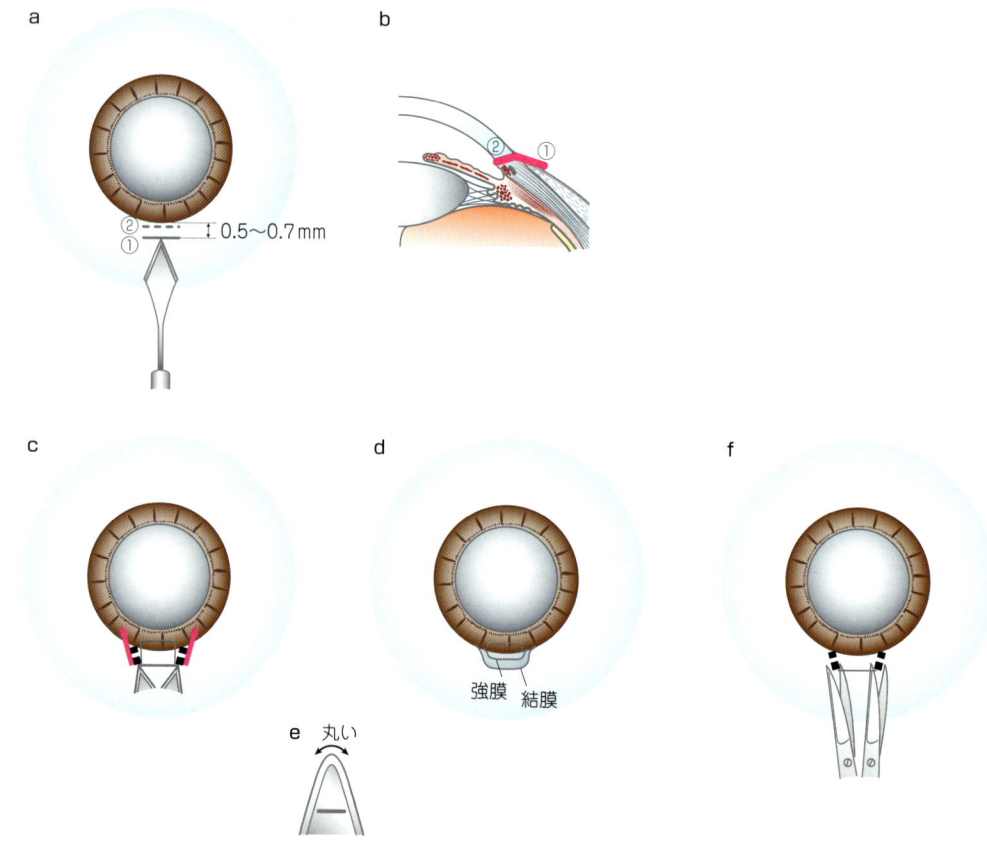

a. ①の実線の0.5～0.7 mm角膜輪部後方から結膜嚢内にスリットナイフを刺入し，②の点線の角膜輪部後方から前房内にナイフを刺入する。
b. 断面図。前房刺入直前に虹彩に平行に挿入すると，内方切開がsmile形状になる。
c. 結膜両端を角膜輪部まで切り上げる。
d. 完成した経結膜強角膜切開。凹凸の関係に仕上がる。
e. 先端が鈍なスリットナイフ。結膜のサイドカットに優れる。
f. 結膜両端を結膜剪刀で切り上げる。

4 前囊切開術

　超音波白内障手術過程において，前囊切開は創口作成に続いて，手術成功の鍵を握るポイントとなる．CCCが成功しているか否かで，その後の手技の難易度が大きく変わる．

　前囊切開術には主としてcan openerとCCCがあるが，PEAではCCCが必須である．CCCでは前囊切開縁に均一に圧が分散することにより，囊の亀裂から後囊破損をまねくことを回避し，かつIOLの安定した囊内固定ができる．

a．CCCの大きさ

1）理想の大きさ

　理想の大きさは，IOL光学部縁が均一にカバーできる径である．例えば，光学径φ6.0 mmのIOLではφ5.5 mm弱の大きさでCCCを作成する．必然的にCCCは正円かつ中心が中央になるのが理想といえる（図2-36）．

2）前囊収縮をきたしやすい疾患

　下記の疾患では術後早期に強い前囊収縮を起こしやすいので，術後の前囊収縮を念頭に置き，大きめのCCCを作成するとよい．

```
前囊収縮をきたしやすい疾患
・ぶどう膜炎
・偽落屑症候群
・強度近視
・網膜色素変性症
・アトピー性白内障
```

b．CCC作成時の器具

　CCCの作成には，曲げた針（チストトーム）を用いる方法と前囊鑷子を用いる方法がある．どちらの方法を用いるかは，術者の好み，あるいは症例によって使い分けるとよい．

　サイドポート用の前囊鑷子を用いれば，チス

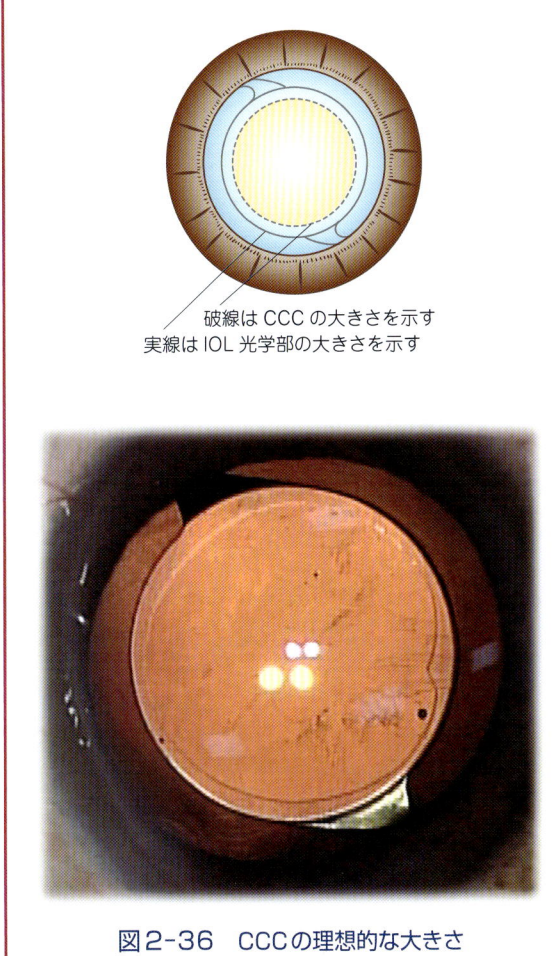

破線はCCCの大きさを示す
実線はIOL光学部の大きさを示す

図2-36　CCCの理想的な大きさ

トトームと同様にサイドポートからの操作が可能であり，操作性もよい．しかし，前囊鑷子がなくてもCCCができるように，チストトームによる方法も習得することを勧める．

c．チストトームの作成

　適切なチストトームの作製もCCCの成功に重要である．持針器で図2-37のような形に作

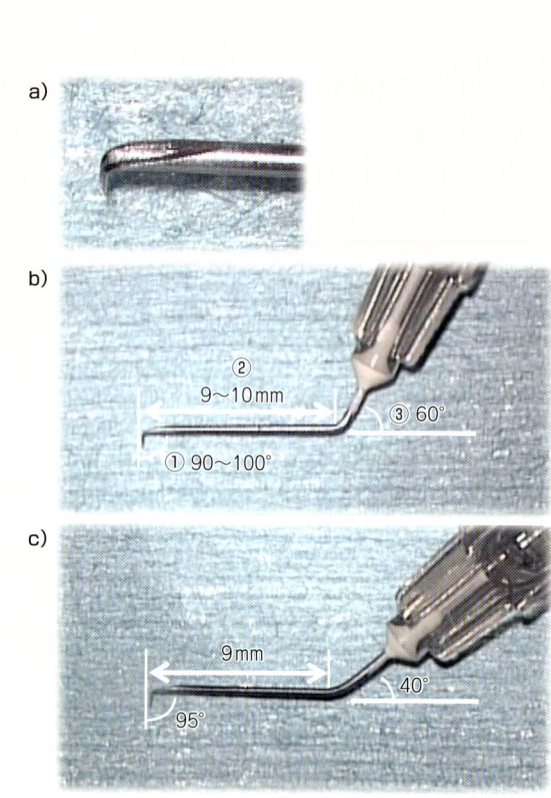

図2-37 チストトームの作成

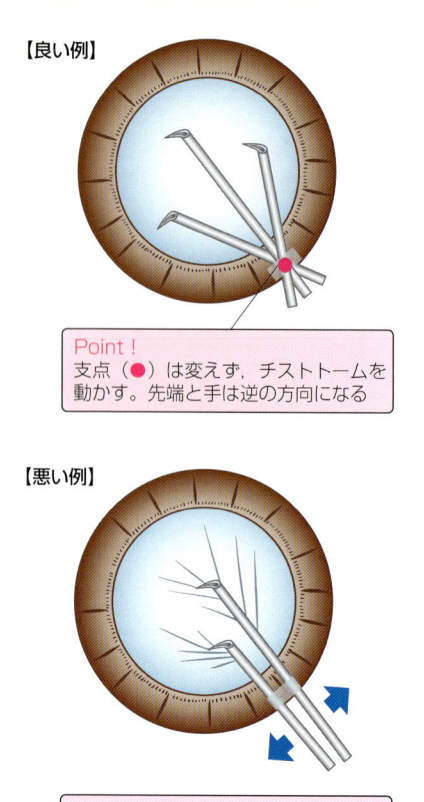

図2-38 器具の動かし方(水平方向)

成していくが，角度や長さは症例や針の長さにより術者の好みがある。

①先端の長さと角度

先端は前囊を引っかけることができる程度でよいが（図2-37a），先端が短すぎる，あるいは角度が浅いと最初のフラップを反転するきっかけがつくりにくい。先端が長いと前房への挿入がしづらく，余分な皮質を引っかけ視認性を悪くする。角度は90〜100°くらいがよい。

②水平部の長さ

挿入部から対側のCCC縁まで，前房内操作が十分にできる長さを確保する。

③水平部と持針部の角度

右利きで，10時のサイドポートから挿入する場合，角度は約60°との記載が多い（図2-37b）。

角度がきついと，前房内でチストトームを立てたときに手が術野の妨げになる。

筆者は，耳側角膜から挿入する場合，太さ27G，長さ1/2針で，先端は針穴1/3程度を約95°に曲げ，水平部の長さ9mm，水平部と持針部と水平部の角度はゆるめの40°で行っている（図2-37c）。

d. チストトーム（または前囊鑷子）の動かし方

手は安定した位置にまず固定する。

チストトーム（または前囊鑷子）の基本的な動かし方は，眼内のどの位置へ動かす場合でも，三次元的に創口を支点とした動きである。創口に対し平行に動かすと眼球が偏位したり，角膜に

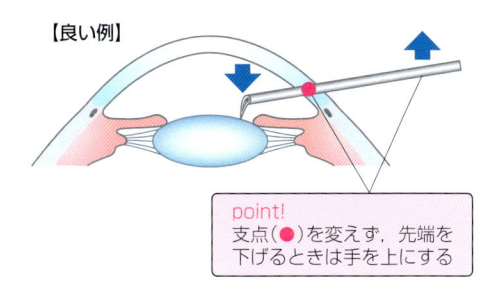

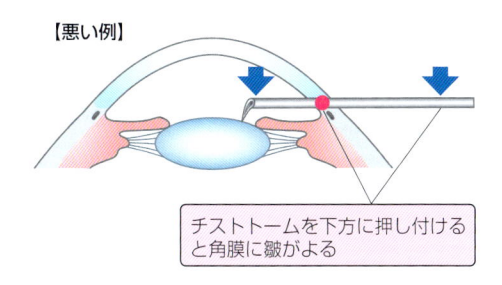

【良い例】

point!
支点（●）を変えず，先端を下げるときは手を上にする

【悪い例】

チストトームを下方に押し付けると角膜に皺がよる

図2-39　器具の動かし方（垂直方向）

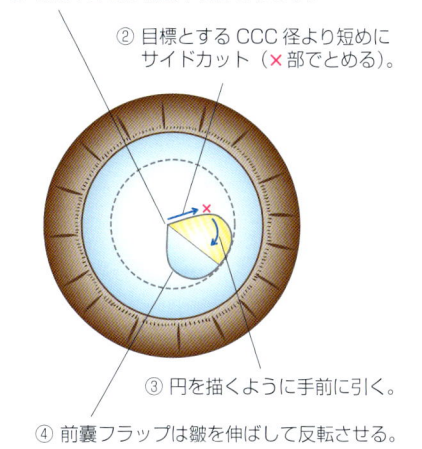

a) 横から見た図
　OVD

b) 上から見た図
　OVD

↑：房水の流れを示す

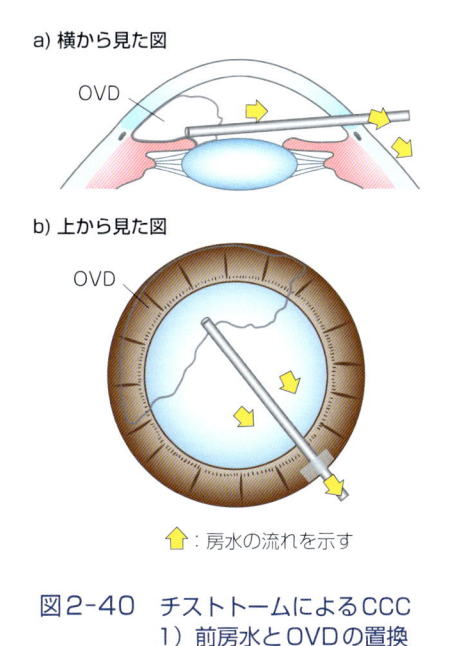

図2-40　チストトームによるCCC
　　　　1）前房水とOVDの置換

① 最初の穿刺は前嚢中心部をねらう。
② 目標とするCCC径より短めにサイドカット（×部でとめる）。
③ 円を描くように手前に引く。
④ 前嚢フラップは皺を伸ばして反転させる。

図2-41　チストトームによるCCC
　　　　2）前嚢フラップの作成

皺がより視認性が悪くなる（図2-38）。スムーズに動かすためには，指先だけの操作ではなく，手首あるいは肘を内側に寄せるなど，腕全体の向きをうまく利用する。強度近視など前房が深い症例や手前を切開する場合は，チストトーム（または前嚢鑷子）を立てる必要がある。その際には，手も一緒に下げるのではなく，支点を意識し手は持ち上げるようにする（図2-39）。

e．チストトームによるCCC

1）前房水とOVDの置換（前房内圧を保つ）

　CCCを行うときには，前房内圧を十分に保つことが重要である。そのためには前房内をOVDで完全に置換し，適切な器具操作によりOVDの漏出を避けることである。

　まずは注入針を対側まで進める。前房が浅くなるようならOVDを少量注入する。そこで注入針を引きながら，奥から手前にOVDをゆっくり注入する。これで前房水が完全にOVDに置換される（図2-40）。

2）前嚢フラップの作成

　CCCの開始は，前嚢にきっかけとなる切開を入れフラップを作成することである。

　中央を穿刺した後，そのままチストトームの先端を横に引き，前嚢切開を入れる。そのとき目標とするCCCの半径より短い長さで止め，続いて弧を描くように手前に引く。CCCの半径

Point!
フラップの○部分を引いていく

Point!
接線方向に進めていく

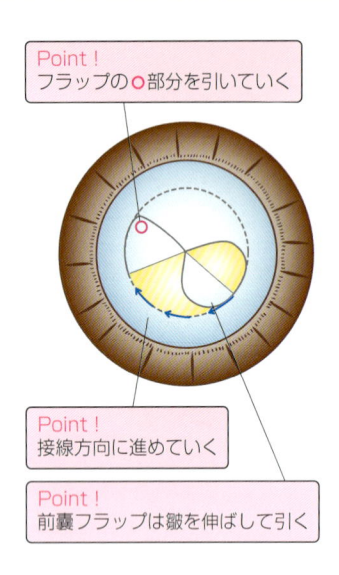

Point!
前嚢フラップは皺を伸ばして引く

図2-42　チストトームによるCCC
　　　　3) 前嚢フラップの延長

【良い例】

Point!
out-inでつなぐと連続性が保たれる

【悪い例】

in-outでつなぐとノッチができる

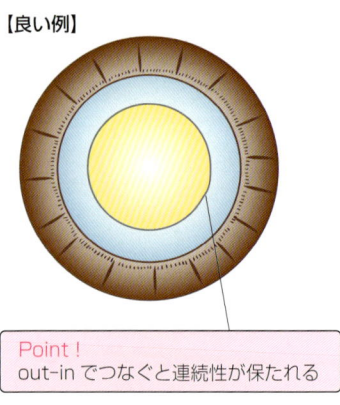

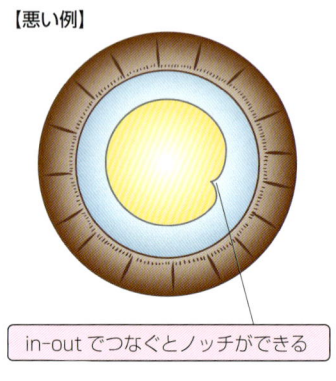

図2-43　チストトームによるCCC
　　　　4) CCCの完成

が，このフラップ径と一致することを意識する。ここでフラップに皺がないように完全に反転させる（図2-41）。

3) 前嚢フラップの延長

前嚢フラップをチストトームで水晶体前面を滑らせるように引き，円を描くように切開を進めていく（図2-42）。その際のポイントは以下のとおりである。

―ポイント―
① 前嚢フラップの皺を伸ばす
　→フラップに皺がある状態で引くと赤道部に流れやすい
② チストトームは切開より少し離れたフラップ周辺部にあてる
　→切開部あるいは中央部に近いと赤道部に流れやすい
③ チストトームは接線方向を意識し，円を描くように動かす
　→スムーズに動かすコツは，指先だけでなく，手首，腕全体の向きでコントロールする

④ 前房内圧を保つ
　→前房が浅くなる場合はOVDを進行方向側に追加する。既に切開した側に追加すると赤道部に流れやすい

4) CCCの完成

前嚢フラップをつなげるときはout-inにすると，連続性が保たれた自然な円が描かれる。in-outとすると不要なノッチが作成され，連続性が保たれない（図2-43）。

f．前嚢鑷子によるCCC（図2-44）

基本的な操作やコツは，チストトームによる方法と同じである。ただし，チストトームでは水晶体前面にフラップを滑らせるように動かすのに対し，前嚢鑷子ではやや持ち上げた状態

a) 前囊鑷子またはチストトームで前囊を切開し，フラップを作成する。

b) 1/4円を目安（▲）にフラップを持ちかえる。

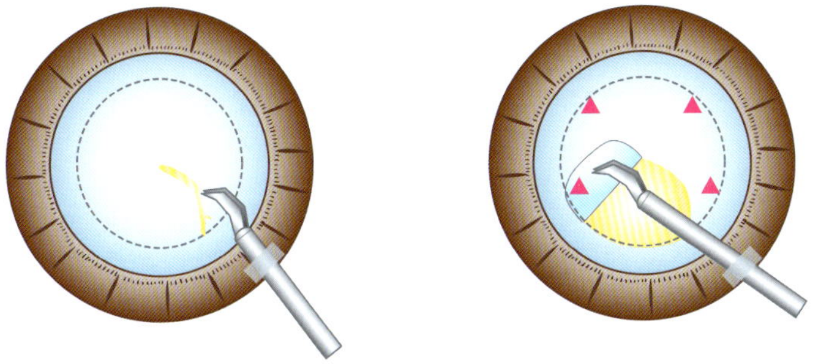

図2-44　前囊鑷子によるCCC

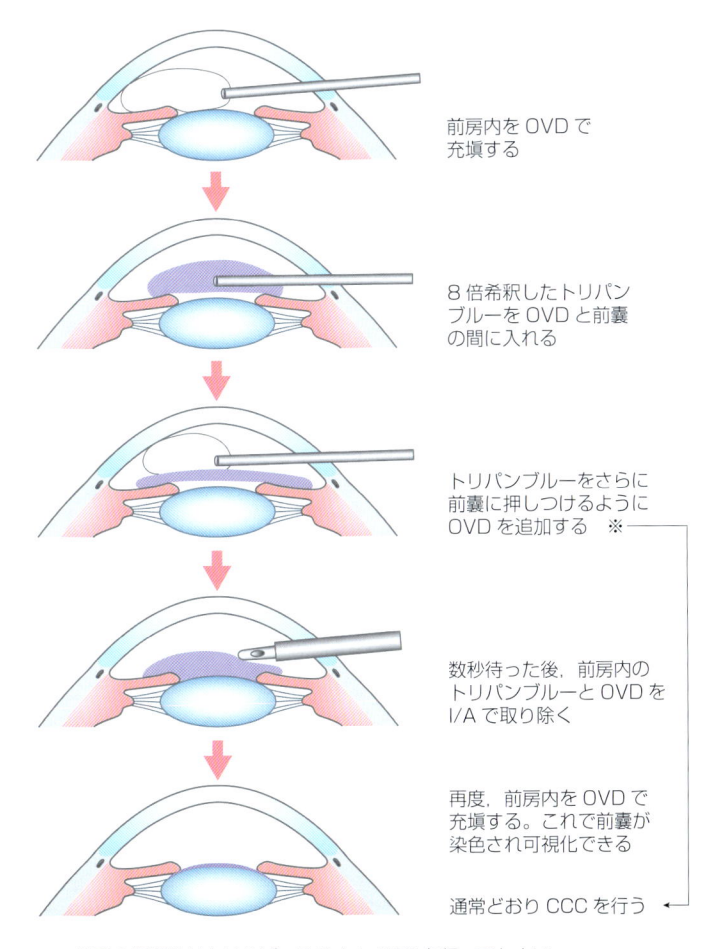

前房内をOVDで充填する

8倍希釈したトリパンブルーをOVDと前囊の間に入れる

トリパンブルーをさらに前囊に押しつけるようにOVDを追加する　※

数秒待った後，前房内のトリパンブルーとOVDをI/Aで取り除く

再度，前房内をOVDで充填する。これで前囊が染色され可視化できる

通常どおりCCCを行う

※前囊の視認性がよければ，そのままCCCを行ってもよい

図2-45　トリパンブルーによる前囊染色法

小さなCCCを作成する

I/Aで皮質を吸引し，水晶体内圧を下げる

八重式剪等でCCCに鋭角に切り込みを入れる

切り込みをきっかけにフラップを作成し，適度な大きさにCCCを広げる

最終目標とする大きさのCCCが完成

図2-46　CCCの二重切開（ダブルCCC）

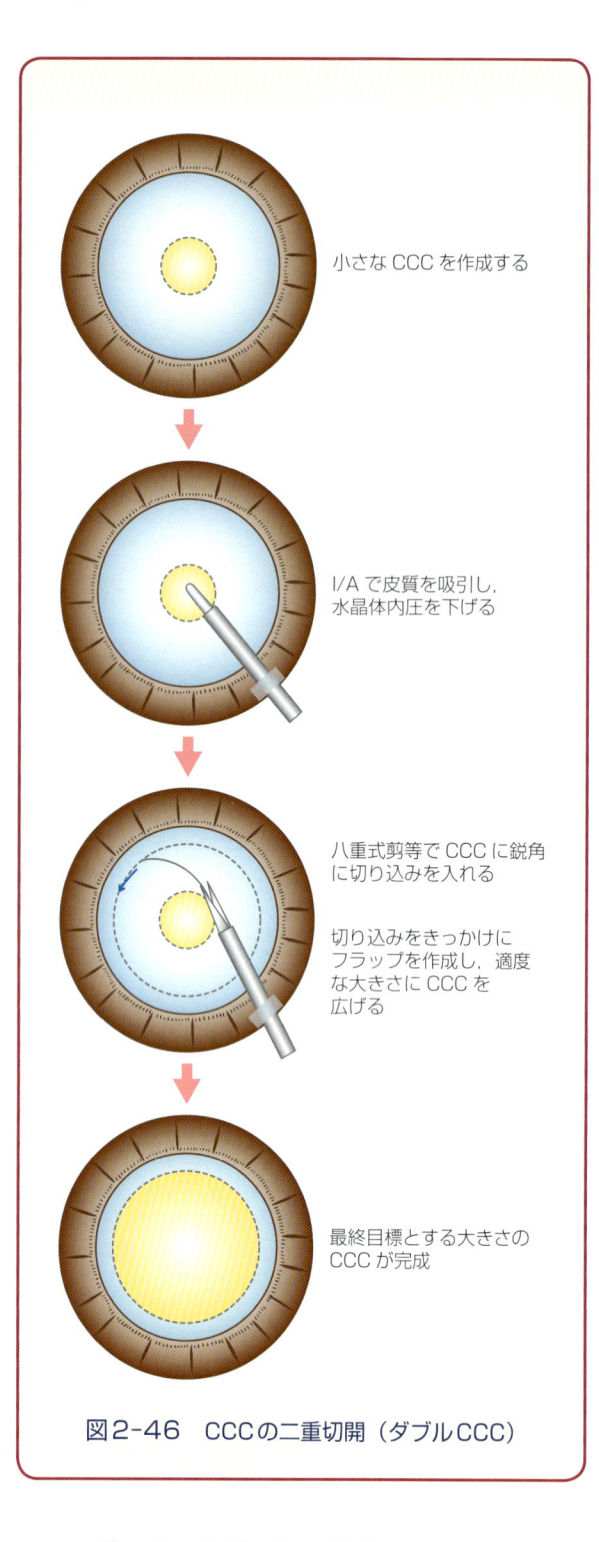

で動かす。先端が鋭な前囊鑷子では，鑷子で前囊切開が可能である。先端が鈍な場合は，最初の前囊切開はチストトームで行う。前囊鑷子をスムーズに動かすには，1/4円を目安に持ち変えた方がよい。

g．CCCが難しい症例の戦略

1）過熟白内障・角膜混濁症例
　戦略）前囊を染色する
　前囊の染色にはトリパンブルーやインドシアニングリーンなどの生体染色が用いられる。ここではトリパンブルーの染色法を図2-45に示す。前囊を可視化することにより切開線が明瞭になる。

2）膨隆白内障・過熟白内障症例
　戦略1）viscoadaptive型のOVDを用いる
　水晶体内圧が高く前面の凸が強ければ，CCCは周辺部に流れやすい。前房内をviscoadaptive型のOVD（ヒーロンV®）で置換し，水晶体前面をフラット化させる。中央は，むしろ凹となるようにヒーロンVを入れる。ヒーロンVは，前房内で広げて入れていくのではなく，各部位にのせていくように入れる。その際は，前囊鑷子を用いて，少し持ち上げる気持ちでCCCを行うとよい。

　戦略2）CCCの二重切開（ダブルCCC）
　水晶体内圧が高い場合は，前囊に切れ込みを入れただけで周辺部まで流れてしまうことがある。それを避けるため，最初は径の小さいCCCを作製し，そこからI/Aで水晶体前面の皮質を吸引する。水晶体内圧が下がれば，再度，前房内をOVDで充填して，目標とするCCCの大きさに広げる（図2-46）。

2）前囊石灰化のある症例
　戦略）一塊にして取り除く，または切除する
　石灰化の範囲，前囊後面との癒着は症例によりさまざまである。石灰化部分の形状をよく観察し，CCCをどのように進めていくか，症例ごとに戦略を考える。戦略パターンは大きくわけて以下の3つである。
　a）石灰化していない部分に最初の切開を入れ，前囊フラップを作成する。
　b）石灰化部よりなるべく外側を切開し，フラップごと石灰化部を除去する。

図2-47　前嚢石灰化のある症例

a) 石灰化していない箇所
　前嚢フラップを作成する
b) 石灰化が周辺に達していない箇所
　外側にCCCを完成させる
c) 石灰化が周辺まで達している箇所
　最後に剪刀で前嚢ごと切り離し
　CCCを完成させる

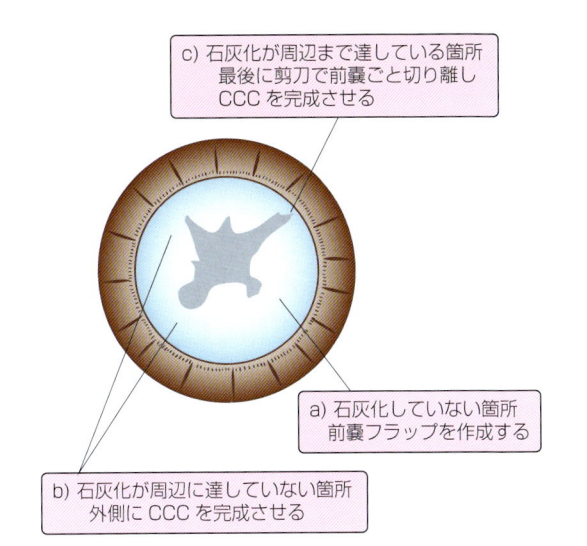

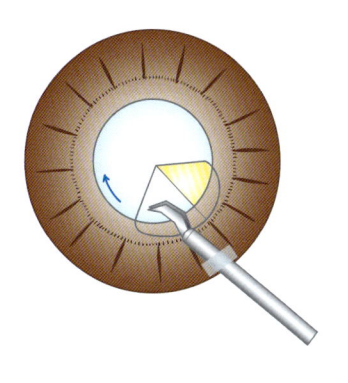

図2-48　散瞳不良(中等度)の症例

c) ヒトデ状に石灰化部が虹彩下までのびている箇所があれば，より慎重にCCCを行う。

　前嚢と石灰化部が容易にずれる場合は，通常どおりCCCができる。

　癒着が強い場合は，最後に剪刀で前嚢片と一緒に切り離す。無理に引っぱると周辺部まで前嚢に亀裂が入る（図2-47）。

3) 散瞳不良（中等度）の症例
　戦略）前嚢鑷子を用いる

　中等度の散瞳不良例では，前嚢鑷子を用いるとよい。前嚢鑷子ではフラップをしっかり反転させコントロールすれば，切開線は見えなくても，虹彩下で瞳孔領よりも大きいCCCを作成することができる（図2-48）。（比嘉利沙子）

5 hydrodissection
ハイドロダイセクション

a．適応の考え方

前囊切開後のPEA，皮質吸引を容易に行うために重要な手技である．水晶体囊と水晶体核皮質を分離するhydrodissectionと，水晶体核とepinucleusを分離するhydrodelineationに分かれる（図2-49）．

通常のPEAを行うにあたり，hydrodissectionは一部の症例を除き行うことが望ましいが，hydrodelineationは必要としないこともある．hydrodelineationを行うと水晶体核だけを破砕吸引できるようになるので，epinucleusがクッションとなって破囊を予防でき，安全な手術を目的とした初心者には特に有効である．

① hydrodissection
② hydrodelineation

図2-49 hydrodissectionとhydrodelineation
水晶体囊と水晶体核皮質を分離する方法をhydrodissection，水晶体核とepinucleusを分離する方法をhydrodelineationという．

b．術前に特に注意すべき点

術前に細隙灯のスリット照明を使用して水晶体断面を観察しておく．硬い核は濃い黄褐色を呈し，epinucleusは比較すると透明である．核が大きい場合はhydrodelineationを行うことは困難となる．一般的に若年者ではepinucleusが厚いが，高齢者では薄くなることを念頭においておくとよい．進行した過熟白内障では周辺皮質が液化しているため，hydrodissectionの必要性はない．また，後部円錐水晶体や高度後囊下混濁では後囊中央部が脆弱になっていることがあり，hydrodissectionで後囊破損をきたす可能性がある．無理なhydrodissectionを避け，後囊破損が発生する可能性を念頭におき手術を施行するが，難症例となる可能性が高い．不安な場合は熟練した医師に紹介する方がよい．

準備する器具に関して，ハイドロ針を付ける注射器は先端にロックが掛かるものが好ましい．通常の注射器を使用して勢いよく水流を流すと，ハイドロ針が眼内で飛んで組織損傷を生じることがある．各社で先端形状を工夫し，灌流液が水晶体囊と水晶体の間に回りやすいように工夫したハイドロ針も販売されている．hydrodissectionが苦手な術者は試してみるのも一法である．

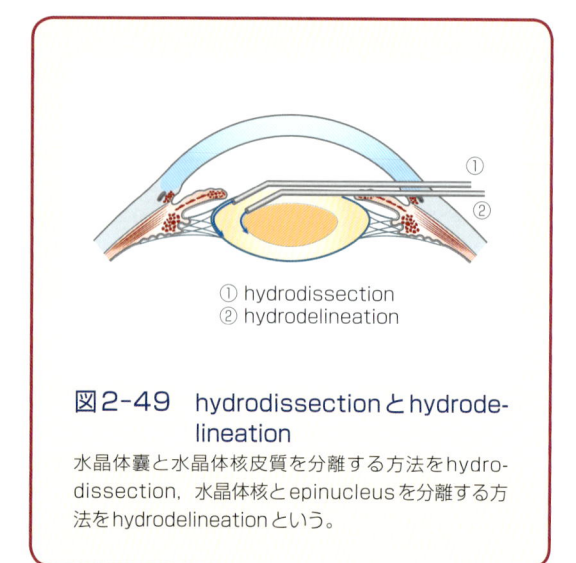

c．手術手技

基本的にhydrodissectionは，超音波チップを挿入するための大きい切開創から行う．サイドポートから行うと，灌流液が創口から排出されないため前房内圧が上昇し，後囊破損を生じることがあるので注意する．また，OVDを完全に置換した状態でhydrodissectionを行うと，同様の機序で灌流液が排出されないため前房内圧が上昇し危険である．創口を圧迫し，OVDや灌流液を眼外に排出しながら（前房内圧を調整しながら）hydrodissectionを行う．

hydrodissectionを施行する場所は3時または9時の側方から行う（図2-50）．6時側は，PEA

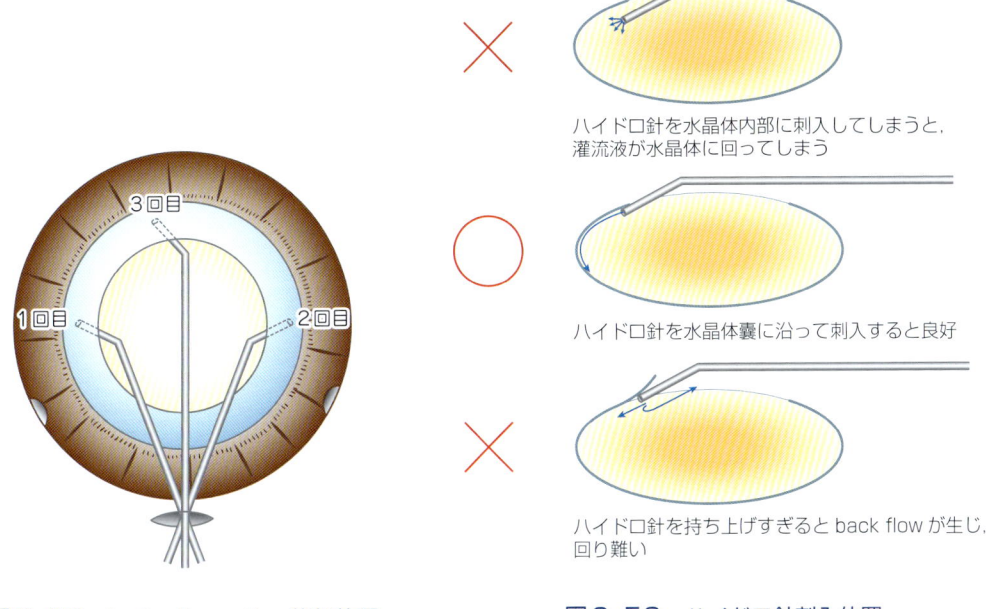

図2-50 hydrodissection施行位置
hydrodissectionを施行する場所は1から3の順に，まず側方から行う。完成されれば全ての場所に行う必要はない。

図2-52 ハイドロ針刺入位置
hydrodissectionの場合のハイドロ針刺入位置も考慮する。

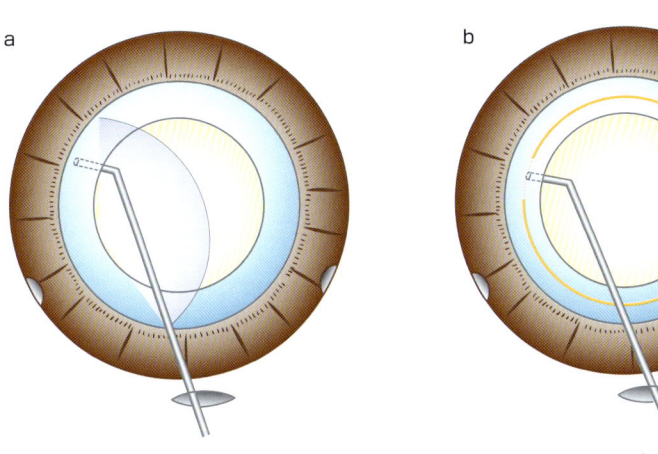

ハイドロ針を水晶体内部に刺入してしまうと，灌流液が水晶体に回ってしまう

ハイドロ針を水晶体嚢に沿って刺入すると良好

ハイドロ針を持ち上げすぎるとback flowが生じ，回り難い

a: hydrodissectionが上手くいくと，灌流液が水晶体と後嚢の間を回っていく様子が顕微鏡下で観察できる。

b: hydrodelineationの完成はgolden ringが目安になる。

図2-51 hydrodissectionとhydrodelineationの確認

時にチップ先端から放出される灌流液がhydrodisseictionの代わりをしてくれるので後にまわす。hydrodissectionが上手くいくと，灌流液が水晶体と後嚢の間を回っていく様子が顕微鏡下で観察できるので，目印にするとよい（図2-51）。片側で不成功な場合は反対側から行う。hydrodissectionの場合，ハイドロ針の刺入は水晶体の内部に入らないようにする（図

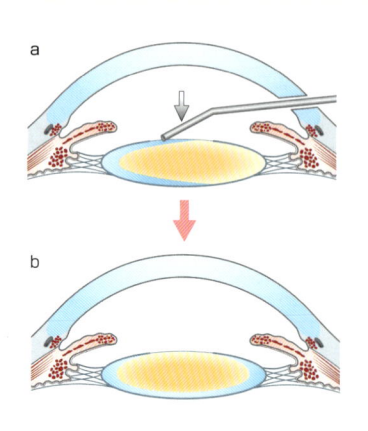

図2-53 圧迫による灌流液の拡散
hydrodissectionが途中で止まってしまったら，水晶体中央を後嚢側へ押すと(a)，灌流液が拡散してhydrodissectionが完成する(b)．ただし，灌流液を注入しすぎると核が脱臼してしまう．

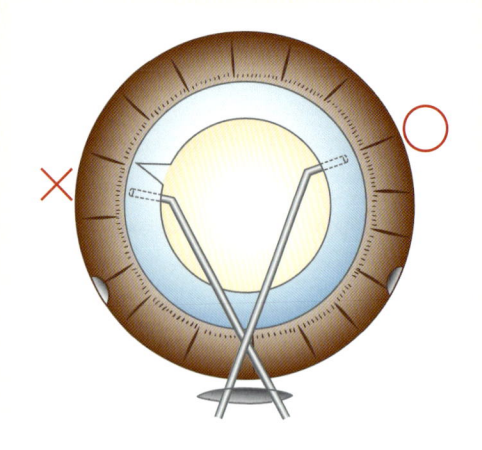

図2-54 前嚢に亀裂が入っているとき
前嚢に亀裂が入っているときは対側からハイドロ針を刺入する．亀裂が入っているところから開始すると，亀裂が後嚢へ回ってしまうことがある．

2-52）．
　内部に刺入すると，針先端の水晶体細胞片が針先につまり，灌流が上手くいかないことがある．逆に針先を持ち上げて水晶体嚢と水晶体を引きはがしてから灌流液を注入すると，水晶体嚢と水晶体の間にスペースができてしまい，灌流液が前房中に逆戻りしてしまう．
　ハイドロ針を水晶体嚢と水晶体の隙間に差し込むように固定し，前房中に残存するOVDで前房側をカバーするイメージで行うと，灌流液が水晶体嚢側に回りやすい．ある程度灌流液が回ったら，水晶体の上側中央を後嚢側に押すと，水晶体嚢と水晶体の間に溜まった灌流液が分散して水晶体嚢と水晶体の分離が完成できる（図2-53）．12時の分離を確実にするのが望ましいが，必要以上に灌流液を注入すると水晶体核が前房中に脱臼し，PEAが施行し難くなる．
　hydrodelineationは，水晶体核とepinucleusの間にハイドロ針を差し込む．術前の診察で核の大きさを把握しておくと，目標がはっきりして施行しやすい．完成すると水晶体核のまわりにいわゆるgolden ringが確認できる（図2-51）．

d．術中および術後管理

　hydrodissectionを過剰に行うと，前房中に水晶体が脱臼してしまうことがある．角膜内皮細胞に対する影響を考えて，ハイドロ針で水晶体を嚢内に押し込んでからPEAを行う．脱臼の程度が高度であると，水晶体核を嚢内に戻すことが困難な場合がある．この場合は超音波チップを前房内に挿入し，表層のepinucleusを吸引すると水晶体核が小さくなって，脱臼した水晶体を嚢内に戻しやすくなる．
　前嚢切開に亀裂が入ってしまった場合，亀裂が入っている場所からhydrodissectionを行うと亀裂が後嚢に回ってしまうことがある（図2-54）．亀裂部を避けて，ゆっくりとhydrodissectionを行う．また，前嚢切開に亀裂が入っている状態でハイドロ針を眼内から抜去するときに，前房虚脱して亀裂が後嚢側へ回ることもある．ハイドロ針を抜く前に前房内をOVDで満たして，眼内の圧変動ができるだけ生じないようにする．

　　　　　　　　　　　　　　　　（松島博之）

6 超音波水晶体核乳化吸引術

a．超音波装置と手術手技の進歩

　PEA装置を開発したCharles D Kelmanは1967年にPEA装置を用いた白内障手術を始めたが，当初は超音波チップの先端で踊る水晶体の大きな核片により角膜内皮障害，虹彩損傷，後嚢破損などが容易に生じていた。Kelmanは，組織の損傷を抑えるため水晶体に溝を掘って鑷子（Ringberg forceps）で二分割し，90°回転させて溝を掘って同様に分割し，4つの核片にしてから吸引する方法（1手法によるdivide-and-conquer）を1968年から1人で行っていた（ほかに使用する医師がいなかったため）。

　その後，PEA装置はピエゾエレクトリック方式による超音波発振，ペリスタルティクやベンチュリ方式による吸引制御など，さまざまな技術を駆使しての破砕効率の向上，超音波発振による発熱や吸引中のサージ現象を抑えるテクノロジーを駆使したさまざまな技術が登場し，核処理の安全性は飛躍的に向上した。核処理のための手術手技も白内障手術装置の進歩に伴いさまざまな方法が提唱され，1手法と2手法，それぞれ溝を掘って割るか，溝を掘らないで割るかという手技が主流になった。

　これらの変遷のなかで，日本人が開発したものとして1993年に発表されたMMP（multi modulated phacoemulsification）がある。核処理の局面に応じて設定を変え，安全かつ効率よく手術を行うことを目的として生まれた概念だが，現在のPEA装置では標準的に設定ができるようになっている。また，手術手技としては1993年にASCRS（American Society of Cataract and Refractive Surgery）の国際学会で永原國宏氏が提唱したPhaco Chop法がある。

b．Divide & Conquer法（2手法）とPhaco Chop法（2手法）の概要

　超音波装置の進歩を背景に，2手法による効率的な手技としてDivide & Conquer法（D&C法）とPhaco Chop法が提唱され，現在では事実上の標準として全世界の基本的な白内障手術手技として用いられている。

　D&C法（カナダのGimbelとドイツのNeuhenが提唱）は溝を掘り水晶体を分割して破砕吸引する手技で，深さを確認しながら核を処理できる安全な手技で，2手法による超音波白内障手術の最初に習得する基本手技として指導されている。

　一方，Phaco Chop法は溝掘りにかかる時間とそれに必要な超音波エネルギーを抑えるために提唱された手技であり，水晶体を保持するために超音波チップを核に打ち込み，核を超音波チップで支えた状態でチョッパーを赤道部近傍から入れ，超音波チップに向けて動かし核を切って分割する手技である。当初はシンスキーフックに似た形状でフックの核を切るために先端を長くしたものが使われていたが，その後，核を切るだけでなく安全性を向上させるさまざまな形状のチョッパーが開発された。

c．Phaco Chop法の基本手技

　基本概念はシンプルで，超音波チップを一定の深さに打ち込み核本体を支えておき，チョッパーを赤道部から核の中心方向へ動かして核を切って分割する手技である。シンプルではあるが，深さ（核の厚み）を推測する必要があり，トレーニング中の術者には難しいことがある。深さの認識は経験により得られるもので，ある程度の経験がなければ逆に危険な操作になる。

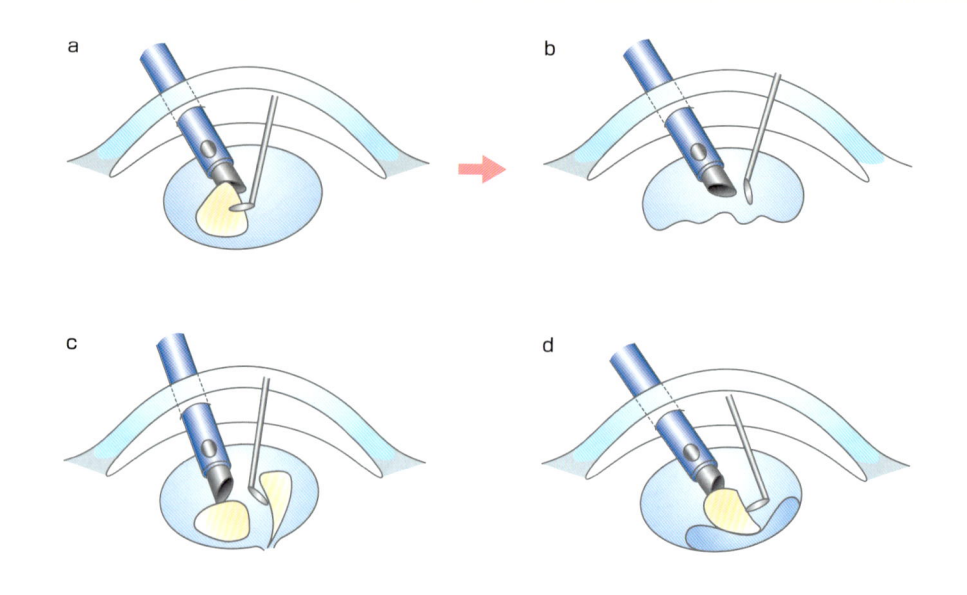

図2-58 後嚢破損の防止対策

核の吸引が難しくなる例として，核処理の後半で残存している核による後嚢の支えがなくなり(a)，特に前部硝子体剥離がある症例では灌流圧の変動で後嚢がゆれて後嚢破損の原因になることがある(b)。この局面では灌流圧，流量，吸引圧を下げ，急な前房空間の変動（サージ）が生じない状態で核処理を進める。核が硬くなるにつれて分割した核片の先端が鋭く尖り，吸引の際に後嚢側に向くと後嚢破損の原因になる(c)。前述した対策でも前房が不安定な場合は，低分子量OVDをスペーサーとして後嚢側に注入しておくと後嚢の動きを抑える効果がある(d)。

囊側に向くと後嚢破損の原因になることから（図2-58c），十分注意しながら核処理を進める必要がある。それでも不安定な場合は，低分子量OVDをスペーサーとして後嚢側に注入しておくと後嚢の動きを抑える効果がある（図2-58d）。

臨床的に問題になる角膜内皮障害は，前述のように分割した核片が角膜内皮に直接接触することが主な原因であるが，保護対策としては，水流に対して残留性の高い低分子量OVDを超音波操作の前に前房内へ注入して角膜内皮をコーティングしておくことが有効で，特に硬い核の症例に対して術中の角膜内皮保護の目的で標準的に使用している。

（永原　幸）

d．Divide & Conquer法
1）核分割手技の概要

Divide & Conquer法による核分割手技は1980年代後半にカナダのGimbelによって考案され，わが国には永原によって紹介されて後，急速に国内に広まった手技である。Gimbelは核がソフトな場合とハードな場合で異なる方法を考案したが，現在の超音波乳化吸引装置の性能は非常に高く，全ての核で中央に溝を1本掘って二分割を行う手技のみで対応可能である。その工程は，溝掘り，二分割（第一分割），回転，第二分割（溝掘り分割or固定分割），核の引き出しと乳化吸引除去という大きな5つのステップに分解することができる。

①溝掘り

理論的に考えると，エピヌクレウスまで届く

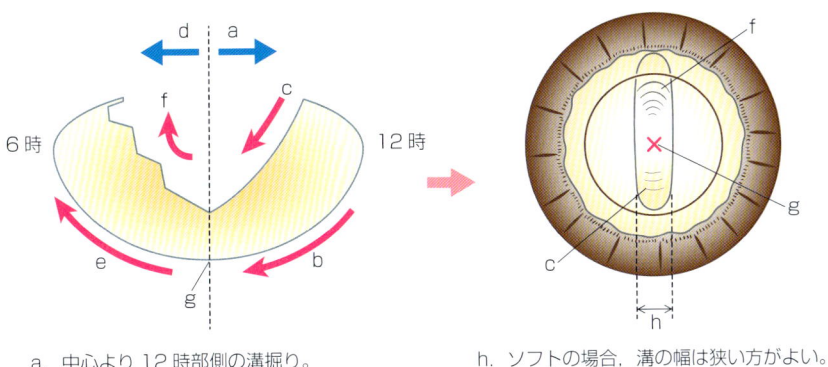

a. 中心より12時部側の溝掘り。
b. 後嚢はダウンスロープ。
c. 後極に向かって掘り下げる。
d. 中央より6時側の溝掘り。
e. 後嚢はアップスロープ。
f. 前嚢側に向かってアッパーカットのように掘る。
g. 水晶体後極

h. ソフトの場合，溝の幅は狭い方がよい。

図2-59　ソフトな核の溝掘り

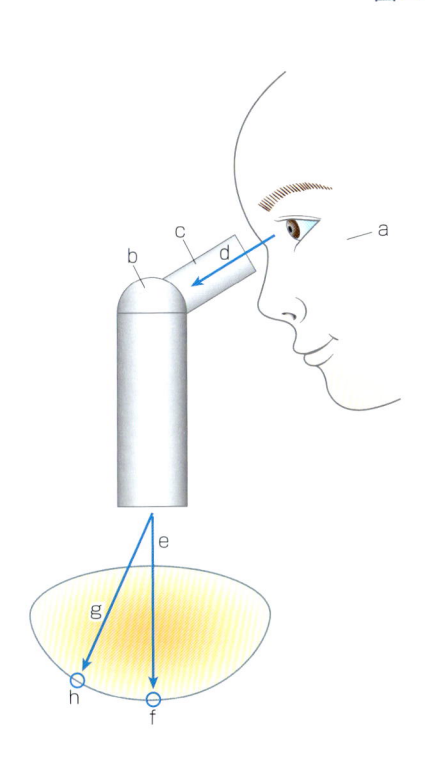

図2-60　術者の錯覚（1）
a. 顕微鏡を覗く術者。
b. 顕微鏡の鏡筒。
c. 顕微鏡の接眼レンズ。
d. 術者の視線。
e. 実際の顕微鏡の光路。
f. 実際の水晶体の後極。
g. 術者の意識の中の光路。
h. 術者の意識の中の水晶体後極。実際の後極より浅くなってるが，深いf.と錯覚する。

　溝を掘ってしまえば，その核はすでに割れている。すなわち，できるだけ深い溝を正確な形で掘るということが核分割の基本になる。もちろん熟練者になれば，そこまで深い溝を掘らなくても核分割はできる。しかし，白内障手術の研修という意味ではエピヌクレウスに到達する溝を掘ることが一つの目標になる。

1. ソフトな核の溝掘り

　後嚢のカーブは後極が最も深く，6時方向にアップスロープになっている。これをしっかりと体で覚えるために，ソフトな核で正確な溝を掘ることが大切である（図2-59）。ソフトな核は破砕よりも吸引圧でどんどん除去されてしまうので，最も注意すべきはパンチアウトであり，研修医が最もパンチアウトしやすい場所は中央よりやや下の部分である。これは多分に術者の錯覚によるところが原因している（図2-60）。慣れない術者は，アップスロープで浅くなった後極よりやや下のところを後極という意識で掘り下げてしまい，そのままパンチアウトしてしまう。この錯覚は眼球が下転すると，さらに増強される（図2-61）。

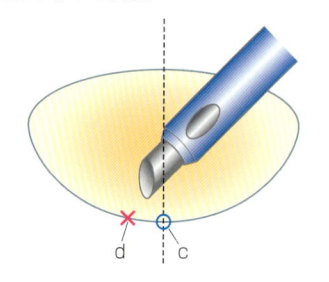

a. 水晶体が水平の状態。
b. 水晶体が下転した状態。

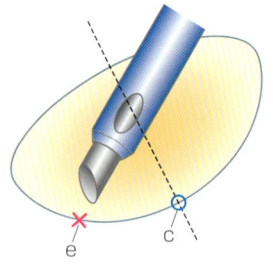

c. 解剖学的水晶体の後極。
d. 水晶体が水平の状況での術者の意識の中の後極。

e. 水晶体が下転した状況での術者の意識の中の後極。d よりさらに浅い場所になるので、パンチアウトする危険が増す。

図2-61　術者の錯覚（2）

2. ハードな核の溝掘り

ハードな核とソフトな核の溝掘りの違いは3つある。まず、硬い核ほど一回に削り取る量が少なくなる。逆に言えば、少量ずつ回数を増やせば核の吸引除去は可能である。二つ目の違いにスリーブ蹴り現象（図2-62）がある。この回避がマスターできていないと、いつまでたっても深い溝を掘ることはできない。三つ目の違いは、吸引圧以外の力（図2-63）をときに必要とすることである。GⅣ〜Ⅴクラスの核になると、吸引圧だけでは対応できない。フックによる核のコントロールが大切である。

②第一分割

十分な溝が掘れていれば、ある一定の硬さ以上の核は必ず分割できる。逆にGⅡ以下の比較的ソフトな核は、チップやフックが核にめり込むだけで分割できない場合がある。その対処法は後述する。

二分割がうまく行かない原因で最も多いのは、正確な溝掘りができていないことである。これは掘りを追加すればすむ。二番目に多いのは力のベクトルの間違いである（図2-64）。核を左右に分割するわけであるから、そのまま左右に力を加えようとするのがむしろ自然であるが、実際にはそれではうまく割れないことが多い。

極端にいえば、右手(USチップ)は網膜側(真下)に向かう、左手(フック)は斜め下に向かうベクトルを加えるのがコツである（図2-65）。

③回転

核を回転させるポイントは3つある（図2-66）。一つ目は、フックの先端が瞳孔縁を越えて水晶体赤道部まで達していること、二つ目はフックの先端を直線的動きではなく赤道部に沿って動かすこと、三つ目は一回の操作で必ず90°以上動かすことである。

この3つのポイントはひとたびできるようになれば、ごく普通の手技にもかかわらず研修段階で実行できる術者は非常に少ない。最大の理由は、虹彩下のブラインド操作に憶しているとだと推定される。しかし、前眼部の解剖学的構造を考えれば、フック先端が瞳孔縁を越えたぐらいでは水晶体赤道部には全く届いていない。さらにそこから一つ先に先端を届かせる勇気が必要である(実際にはただの経験に過ぎないが)。

ひとつひとつ理論的に考えてゆっくりと手を動かしながら、前眼部の構造に沿った道具の動きを小脳に刻み込む必要がある。なお、hydro-dissectionを行ってなお回転しない核は存在する。そのようなときの対処法は後述する。

a. スリーブ蹴り現象

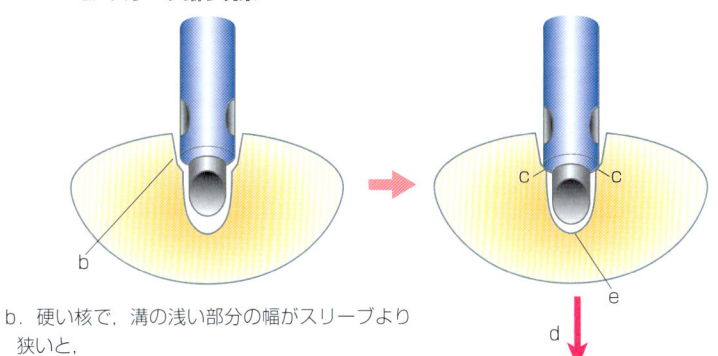

b. 硬い核で，溝の浅い部分の幅がスリーブより狭いと，

c. チップ先端を溝の底に当てようとしても，先にスリーブが溝の横壁に当たり，
d. 水晶体全体を押し下げてしまい，
e. チップの先端が溝の底に当たらなくなる。

g. 断面g：水晶体中心より手前。

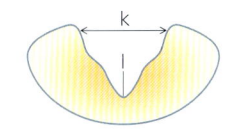

k. チップの幅を意識せず，前嚢切開の幅いっぱいに横に掘り広げる。
l. 硬くなればなるほど，手前もなるべく深く掘り下げておく。

h. 断面h：水晶体の中心部分。

f. スリーブ蹴り現象の回避策。

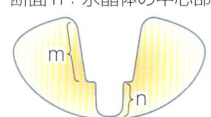

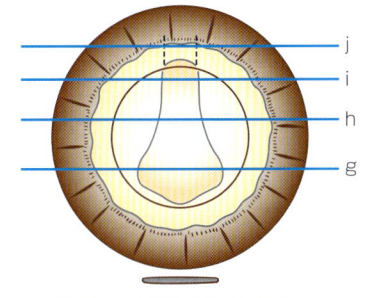

m. 全体の三分の二は，スリーブの幅の1.5倍ぐらいまで掘り広げる。
n. 最も深いところは太くしなくても掘れる。また，パンチアウトを避けるためにも，スリーブが当たるぐらいで問題ない。分割するときも，溝の幅が狭い方が力が伝わりやすい。

i. 断面i：中心と6時赤道分の中間。

g. 断面g：水晶体中心より手前。
h. 断面h：水晶体の中心部分。
i. 断面i：中心と6時赤道分の中間。
j. 断面j：前嚢切開の外側。

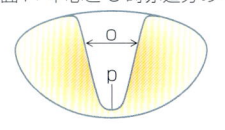

o. スリーブがやっと入るぐらいの幅でよい。
p. 底のところはアップスロープで浅くなっているので，ぎりぎりまで掘るのが理想であるが，深さには十分注意する。

j. 断面j：前嚢切開の外側。

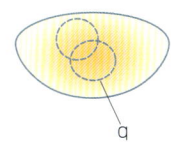

q. 溝を掘る必要はないが，チップを何度かめり込ませて，割るときの切り取り線となるようにしておく。

図2-62　スリーブ蹴り現象とその回避

a．チン小帯の力を利用。

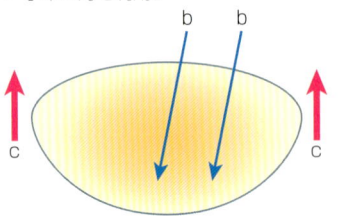

b．網膜に突き刺すように掘る。
c．360°全周のチン小帯が，網膜側に偏位した水晶体を押し返してくれる。

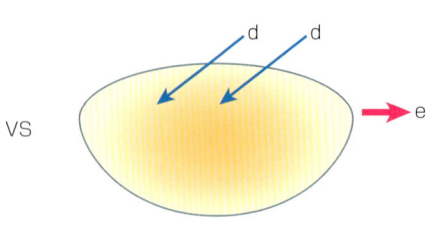

d．ソフトな核のように 12 時から 6 時に向かうように掘ると，
e．12 時側半分のチン小帯の牽引力だけが反作用として働く。

f．フックによるカウンター。

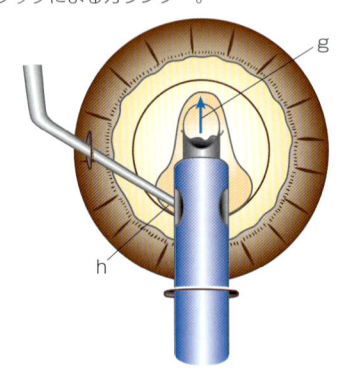

g．US チップが核を 6 時方向に押す力。
h．フックで核に対して，12 時方向に向かう力を加える。

図 2-63　硬い核の溝掘りの工夫

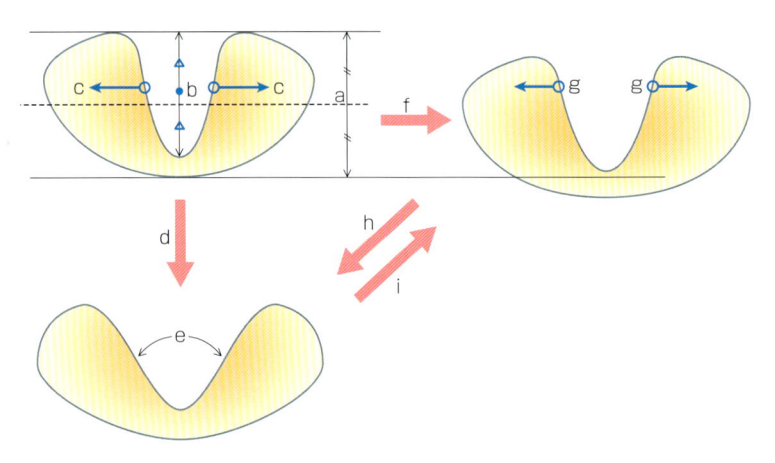

図 2-64　核分割とベクトル(1)
a．溝の深さの半分の深さ。
b．水晶体全体の半分の深さ。
c．左右に分ける力のベクトル。
d．浅いところで左右に分割すると，
e．核が開くだけで底の部分が割れない。
f．分割しようとすると核が少し沈みこむので，
g．力の作用点はますます浅くなりがち。
h．作用点が浅くなると，核が開くだけで割れなくなる（悪循環）。
i．核が開くと，ますます作用点は浅い方に移動する（悪循環）。

a. 正しい作用点と力のベクトル。

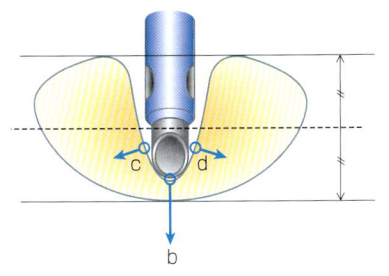

b. 右手のUSチップを溝の最深部に当てて網膜側に押す。決して横方向には押そうとしない。
c. クロス分割の場合は、水晶体の厚さの半分より下を右に押す。
d. オープン分割の場合は、水晶体の厚さの半分より下を左に引く。

e. 理想的な分割。

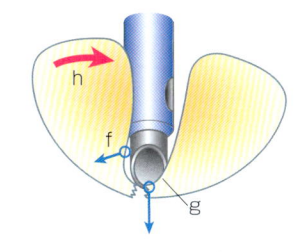

f. 核の奥側が開いて底が分断される。
g. USチップはあくまでも網膜側への押しつけを意識。分割線が確認できたら、少し左に振ってもよい。
h. 核の上面はむしろ溝に倒れこむように動く（核の底部と逆方向の動き）。

図2-65 核分割とベクトル（2）

④第二分割

第二分割の最大のポイントは核の固定にある。固定とは超音波チップを核に打ち込んで核が動かないようにする方法であり、詰まるところ、超音波乳化吸引装置の使い方は溝掘りと固定に尽きると筆者は考えている。ここで習得すべき項目は、チップを侵入させる適切な深さと長さ（図2-67）である。チップ一個分の深さで、スリーブの根元まできちんと侵入できるようになれば合格である。

固定で重要な概念として、水晶体嚢を使って核の動きを抑え込む（図2-68）ことが大切である。チップを核に突き刺しただけでは、串で大根を突き刺したまま空中でそれを包丁で切るがごとくであり、核はチップを軸に回転したり、簡単に抜けてしまうことが多い。実際に核の固定におけるチップの作用は、三次元の6方向（前後、上下、左右）のうちのわずか一方向を止めたに過ぎない。残り5方向で核を押さえこんで、その動きを抑制しているのが実は水晶体嚢なのである。これを有効に利用することが固定を成功させる隠れたポイントといえる。

固定の習得過程で間違った操作として最も多いのは、図2-68aのように、固定のときに侵入した長さだけチップを進めない行為である。核は水晶体嚢による支えを失って、前述のような串に刺した大根状態となる。必ず、チップを侵入した長さだけ進め、片片をチップと水晶体嚢で挟み込むことによって固定が完成する。

なお、第二分割も溝を掘って分割できるが、一つの手技として核の固定を習得することは重要なので、第二分割では核の固定のコツを習得するのがよい。

⑤核の引き出しと乳化吸引除去

理論的に考えて、切り分けられたピザのようなデザインの核片が普通に引っ張って出てくると考える方に無理がある。引き出しのテクニックはそれほど難しくはなく（図2-69）、最初の1ピースが処理できれば、あとの引き出しは簡単にできる。吸引圧に頼らず、核の取り回しで最初の1ピースの引き出しができるようになれば合格と言える。

2）割れないときの対応（図2-70）

GⅠとGⅡのなかでも比較的ソフトな核を分割するのはむしろ難しい。ソフトで分割できない核は、まずは下方（6時方向の）半分の核を可能な限り除去する。割れない代わりに、ソフトな核の吸引除去自体はそれほど難しくない。下方半分といっても、実際には三分の二を除去す

a．間違ったフック先端の位置。

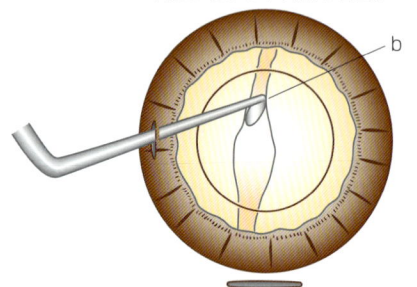

c．正しいフック先端の位置。

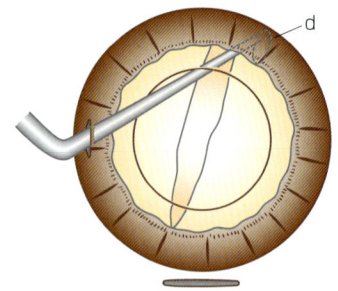

b．先端が CCC を越えていればマシな方であるが，突っ込みが全く足りない。瞳孔円の中で操作していては，回転はおぼつかない。

d．瞳孔縁を越えて，少なくとも 1.0 mm 以上は奥に先端を挿入する。車のハンドルと同じで，最周辺部で回すのが自然な操作。

e．間違ったフック先端の動き。

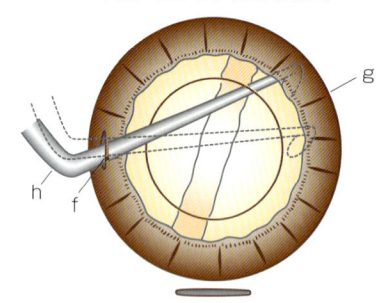

i．正しいフック先端の動き。

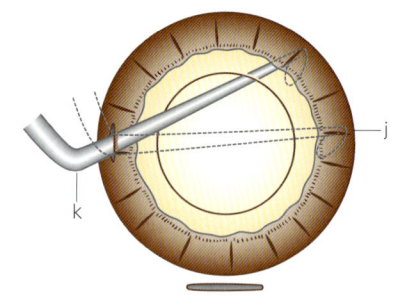

f．サイドポートのところを支点に動かす術者が多いが，

g．その動きでは，フックの先端は水晶体赤道部に沿って動かない。だんだんと手前に移動してしまう。

h．赤道部に沿って動かすには，9 時部位に到達した時点でフックがより深く挿入される必要がある。

j．9 時部位に向かって，水晶体赤道部に沿って動かす。

k．先端をより侵入させるため，フックがより前房内により深く挿入されている。

l．間違った回転角。

n．正しい回転角。

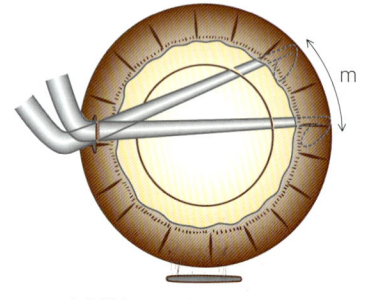

m．フック先端を 30°ぐらい動かして止めてしまう術者が多い。チン小帯の弾力と皮質のクッション作用で核は一時的に移動するが，フックを離すと元の位置に戻ってしまう。

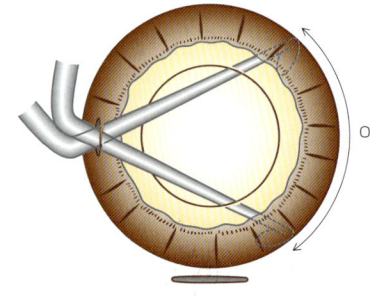

o．フック先端は最低でも 90°を越えて動かす。フックを離しても核は戻らない。

図 2-66　核回転のポイント

a. 間違ったチップ侵入の高さ。

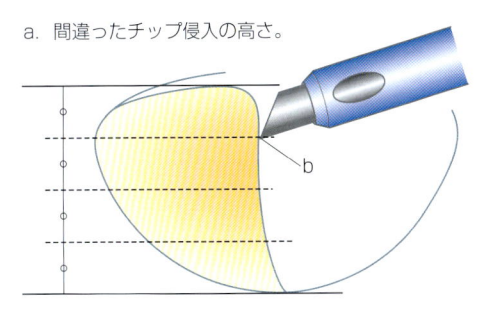

b. 研修医に水晶体表面からチップ一個分下がったところに侵入させると，まず100%の術者がこの深さ（より浅い）で侵入する。上から見てチップの先端（＝チップの下端）がチップ1個分下がったところに当てて侵入すれば，チップ上端が水晶体表面に露出して，固定は破綻する。

c. 正しいチップ侵入の高さ。

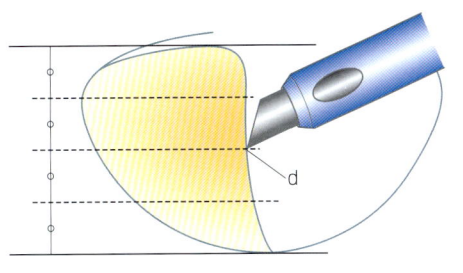

d. チップ1個分下がって侵入するということは，チップ先端は水晶体表面からチップ2個分下がったところに当てないといけない。この感覚を身に着けるのは意外と難しい。

e. 間違ったチップの侵入長。

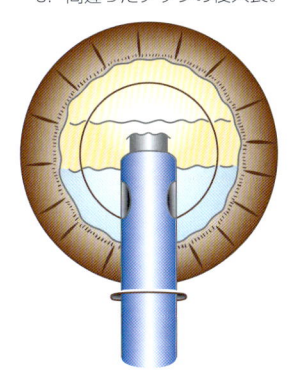

f. 金属の部分が見えている。元の長さにもよるが，固定が甘くなる原因。

g. 正しいチップの侵入長。

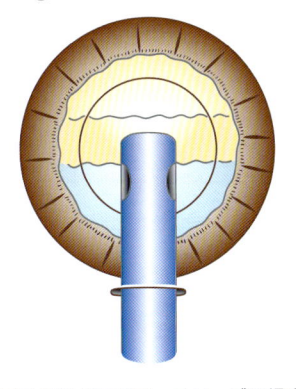

h. 金属の部分が見えず，スリーブの根本まで侵入している。こういう細かいルールを守ることが手術成功のポイントになる。実際には，この程度のことができなければ，他のいろいろなルールも結局は守れず，うまくいかない原因となっている場合が多い。

図2-67　核の固定

るぐらいの目標が必要である。下方に十分なスペースができたら，フックで上方の核を回転する，掻き出すなどの方法で下方に移動させて乳化吸引除去する。

核分割で最悪のシナリオは，核の底の部分が特に硬くて，真ん中で割れなかった場合である（図2-71）。この状態は，溝掘りが中央より逸れた場合や，中途半端な深さの溝掘りで無理に割ろうとした場合などにも発生する。この状態になった核を溝の方向で2分割することはほとんどの場合不可能であると同時に，特に高齢者の場合は，チン小帯断裂を容易にまねくきわめて危険な状態である（図2-71g）。即座に溝方向の分割は諦めて，大きい方の核を正確に固定して，確実に2分割するのが最も安全な逃げ道である。

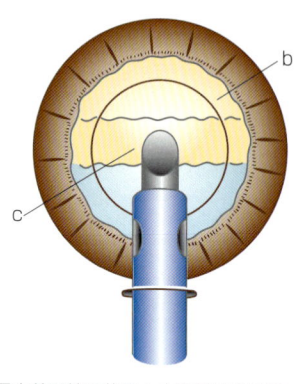

b. 固定前の核の位置：本来の核の位置。
c. 固定前のチップの位置：核に触れている。

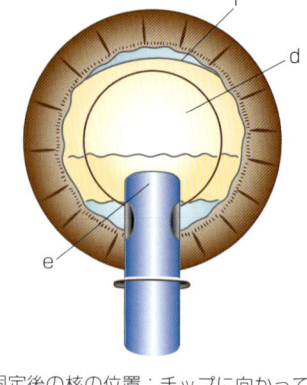

d. 固定後の核の位置：チップに向かって，チップが侵入した長さだけ引き寄せられている。
e. 固定後のチップの位置：固定前と変わっていない。
f. 最悪の場合，水晶体皮質の赤道部が見えることがある。

g. 正しい固定。

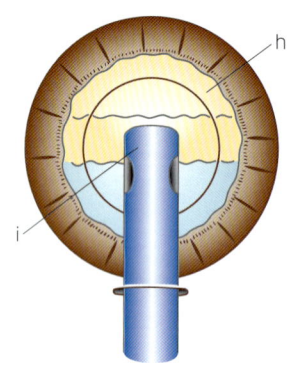

h. 固定後の核の位置：元の位置から動いていない。
i. 固定後のチップの位置：チップが核に侵入した長さだけ前進している。

j. 正しい固定の断面図。

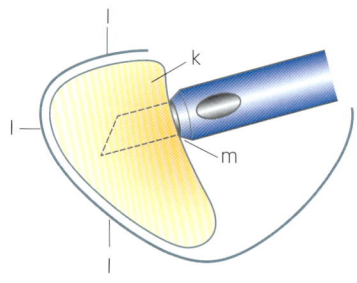

k. 核は元の位置を全く動いていない。
l. 水晶体嚢が三方向（前嚢，後嚢，赤道部）からがっちりと核を包み込んでおり，
m. 残り一方向はチップが押さえつけている。

図2-68　核の固定：嚢はまな板

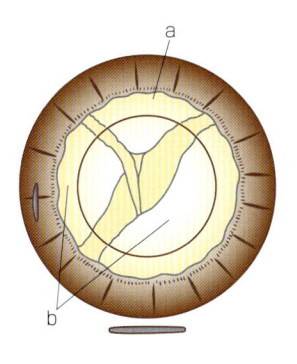

a．前嚢による押さえ込み。
b．左右の水晶体核による抑え込み。

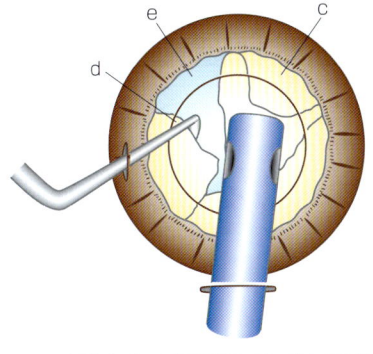

c．核片をチップで固定して，少し右に振る。
d．同時に，左手のフックで核を反時計回り方向に引いて，
e．この部分にスペースを作る。

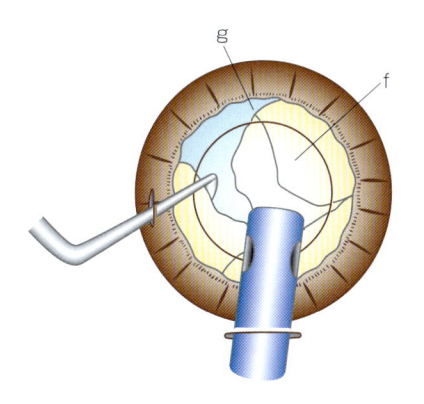

f．核片を少し右手前に引いて，
g．水晶体赤道部が見えるぐらい核を移動させ，

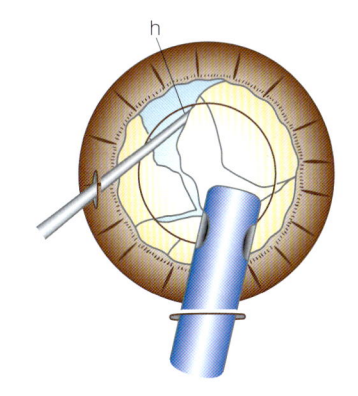

h．フックを核片の後ろに差し入れて，

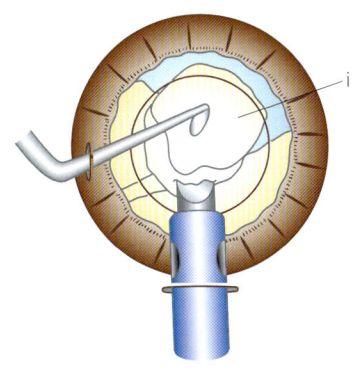

i．核を前嚢切開の中に引っ張り出す。

図2-69　核片の引き出しのテクニック

6．超音波水晶体核乳化吸引術

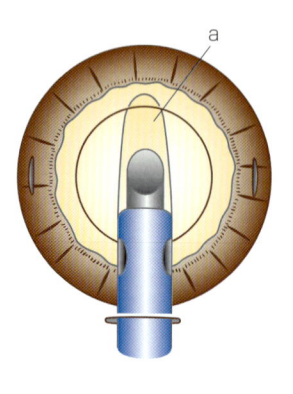

a. 一応，基本通りに溝は掘る。

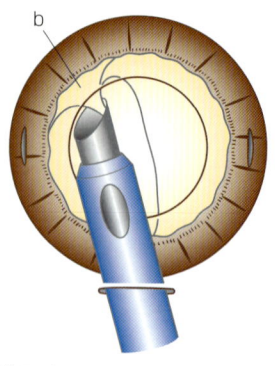

b. 皮質吸引のように，ソフトな核を吸引する。ほとんど超音波は使わないでも吸引できる。

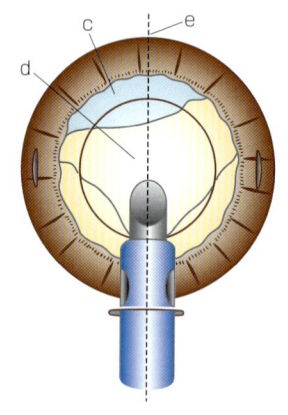

c. 6時方向の三分の一は少なくとも普通に吸引できる。
d. 中央部の皮質は，チップを押しつけて浮いた先端を吸引する。
e. この断面で切ってみると，

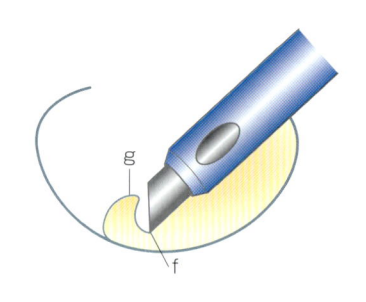

f. チップを少し網膜側に押しつけると，
g. こちらの皮質が浮き上がってくるので，可能な限り吸引する。ただし，やり過ぎは危険。

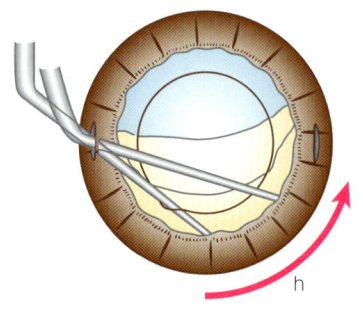

h. フックを12時過ぎから囊赤道部に挿入して，3〜5回ぐらい動かすと自然に回転するか，または脱臼してくる（USチップは描写していない）。

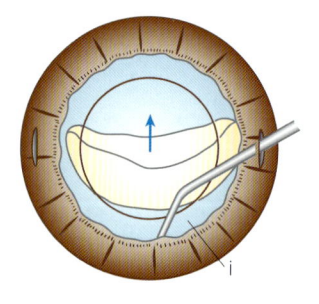

i. どうしても脱臼しないときは，OVDを赤道部に流し込んで強制的に脱臼させる。

図2-70　核が分割できないとき

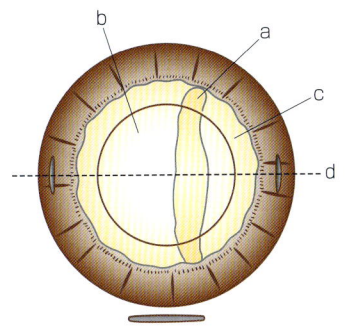

a. 中央からやや逸れた溝．
b. 比較的大きい方の核片．
c. 比較的小さい方の核片．
d. この線による断面図．

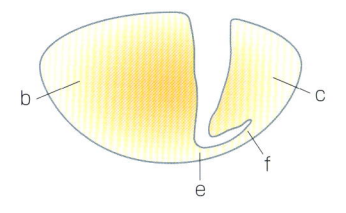

d) この線による断面図．

e. 比較的，後極に硬い部分がある核で起こりやすい．
f. 割線は後嚢に沿って伸びる．

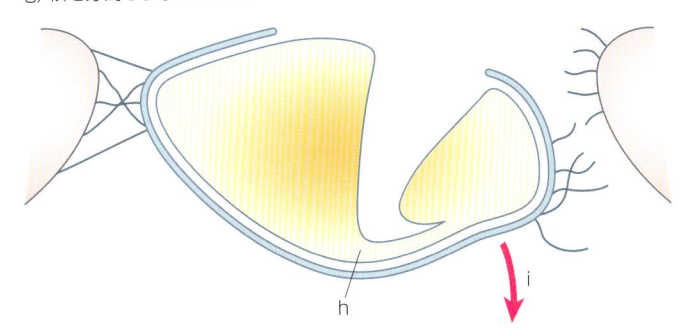

g) 核を分割しようとすると，

h. 核片は開くだけで，底の部分は割れない．
i. 嚢赤道部が強く引かれて，チン小帯が断裂する．

図2-71　最悪の割りそこない

3）回らないときの対応

　hydrodissectionを複数回行い，完全に第一分割が成功しても回らない核はある．無理して力を加えるとチン小帯への負担がかかるので，逃げ道を習得しておくのがよい（図2-72）．実際に慣れてくると，第一分割でD＆Cではなくチョップ手技を多用するようになるが，その場合，核が回転する割合もやや少なくなる．結果として，図2-72に示すような核をきちんと90°回さない方法で，ほとんどの核は処理できるようになる．

　核の回転は一つのテクニックとして大切であるが，図2-66のテクニックをひと通り覚えてしまえば，図2-72の方法の方が簡単で汎用性がある．

（德田芳浩）

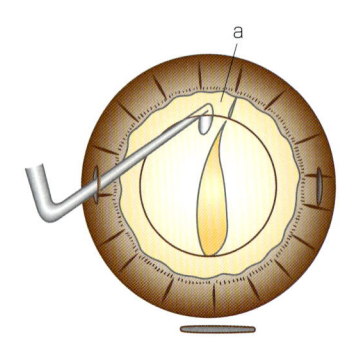

a．3時ぐらいのところで前嚢をかいくぐって核にフックを突き立て，少しでも時計回りの方向に押しておく．

b．思いきりチップの先を左に振って，3時部位に向かってUSチップで核を固定する．

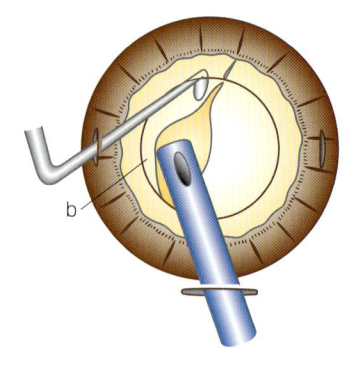

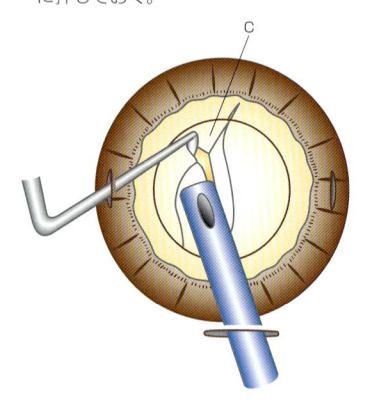

c．チップの真横にフックを垂直に突き刺して，核の最も硬いところに割線を入れる．

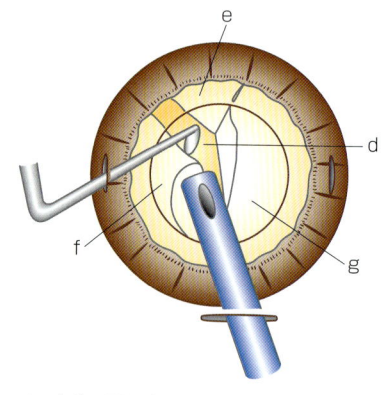

d．中央の硬い部分を押して，フック先端を下にずらしながら，分割線を周辺部，および核の底部へと広げていく．

e．この方法だと大体，この一片は六分の一の大きさになる．あとは普通に引き出して乳化吸引除去．

f．開いたスペースにこの核をフックでずらして，同じ操作を繰り返す．

g．左半分の核が除去されれば，右半分の核片が動かないということはまずないので，通常の手技に戻る．

図2-72　核が回らないときの対応

7 皮質吸引

a．術前に特に注意すべき点

術前の細隙灯所見で残存皮質の状態がある程度予測できる．年齢が若く，水晶体核が小さい症例では，PEA後にたくさんの皮質や核周囲皮質epinucleusが残存する可能性が高い．先天白内障など若年者の白内障手術では，超音波ハンドピースを使用しなくてもI/Aだけで水晶体の吸引がすんでしまうことがある．他方，過熟白内障では水晶体核が大きく，残留皮質がほとんど残らず，PEAだけで水晶体囊内がきれいになってしまうこともある．ただし，過熟白内障で皮質が残存する場合は，薄い皮質がこびりつくように残存して吸引が困難になることが多い．皮質吸引を行うときに12時部位の残留皮質は吸引し難いため，処置が困難となることもある．術前から，術中の皮質残存の程度をイメージしておくとよい．皮質吸引が困難な場合にサイドポートから使用できる上方吸引針は有効であり，術前から用意しておくと有用である．

近年，極小切開白内障手術が出現し，切開創が小さくなりつつある．創口の極小化に伴い，I/Aチップやスリーブのサイズも細くなってきている．したがって，創口サイズに合わせたI/Aチップとスリーブを選択すべきである．創口に比べてI/Aチップとスリーブが細いと，灌流液が創口から漏れ出し，術中前房形成が不安定になる．逆に創口に比べてI/Aチップとスリーブが太いと，創口でスリーブが圧迫されて灌流が不足し，術中前房形成が不安定になる．

高齢者や高度近視の白内障手術では，ウィガー靭帯Weigert ligamentが外れている前部硝子体剝離anterior vitreous detachment（AVD）のために，術中，後囊が挙上しやすいinfusion misdirection syndrome（IMS）が生じることがある（図2-73）．同様の現象は硝子体術後の白内障手術でも起こり得る．高齢者，高度近視，硝子体術後眼の白内障手術を施行する場合は，皮質吸引が困難となる可能性があることを念頭に入れておく．

b．手術手技

1）I/Aチップの向き

6時側（下方）の皮質を吸引する場合は，I/Aチップの孔を正面に向け，チップ先端が前囊縁の下になるようにし，フットペダルを踏み込んで吸引圧を上昇させる．側方は，I/Aチップの孔を皮質のある方に向けて吸引圧を上昇させるとよい（図2-74）．取り難いときは，チップ先端が虹彩の下に見えなくなるまで潜り込ませて，皮質の端ではなく中央寄りから吸引するとよい（図2-75）．術者からはブラインドになってしまうこともあるが，水晶体囊の赤道部は角膜輪部付近まで深いので，頭の中でチップ先端の位置をイメージしながら操作を行おう．

2）操作はゆっくり行う

眼内では器具の動きはゆっくり行う．ときに前囊を吸引してしまうことがある．水晶体囊がI/Aチップの動きに影響を受けて一緒に動いてしまう場合は前囊を誤吸引しているので，吸引を緩めてやり直す．吸引圧をかけたまま，無理にI/Aチップを瞳孔中央付近まで動かすとチン小帯断裂を生じることがある．

後囊を誤吸引したときも同様で，誤吸引してもI/Aチップを動かさなければ破囊しない．したがって，眼内での操作をゆっくり行うことが重要なのである．誤吸引を確認した時点で，手の動きを止める．その後，フットペダルを緩め

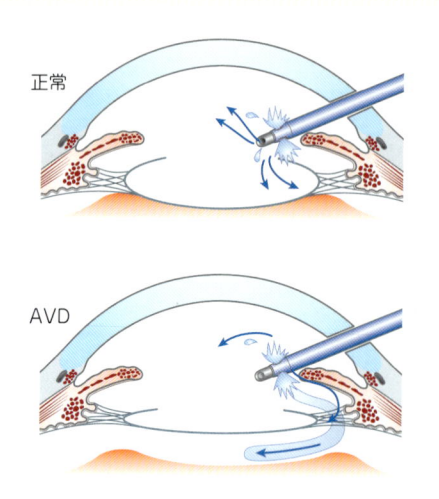

図2-73 infusion misdirection syndrome(IMS)
高齢者や高度近視の白内障手術で，ウィガー靱帯が外れている前部硝子体剥離(AVD)のために，術中，後嚢が挙上しやすい症候。

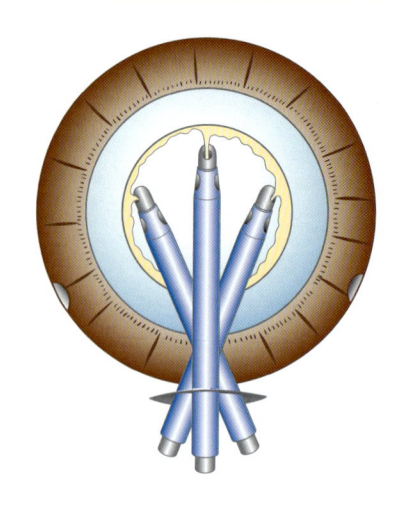

図2-74 皮質吸引部位とI/Aチップ孔の位置
6時の皮質吸引は，I/Aチップの孔を正面に向け，側方はI/Aチップの孔を皮質のある方向に向けて吸引圧を上昇させる。

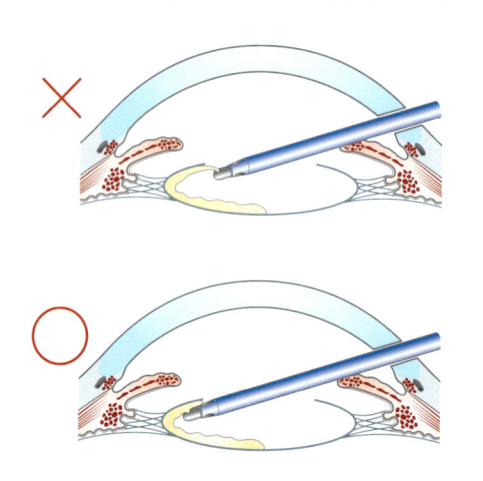

図2-75 皮質把持位置
残留皮質が取り難いときは，チップ先端が虹彩の下に見えなくなるまで潜り込ませて，皮質の端ではなく中央寄りから吸引する。

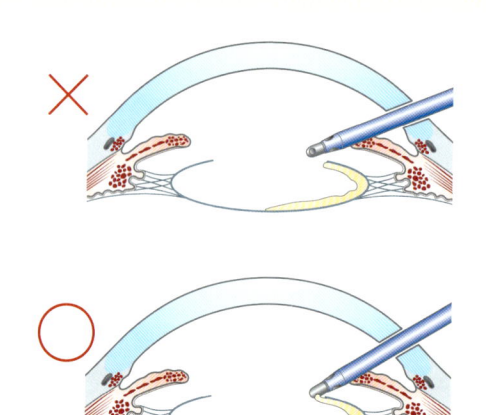

図2-76 12時の残留皮質とI/Aチップ孔の位置
12時の残留皮質を吸引するには，超音波チップの孔を確実に皮質側，すなわち真下に向ける(下図)。孔の位置が悪いと吸引困難が生じる(上図)。

て灌流のみとし，後嚢の誤吸引をはずす。困難な場合はフットペダルのサイドキックによりバックフラッシュをかける。まれにバックフラッシュしても後嚢が離れないことがあるので，その場合は助手に吸引チューブを圧迫してもらうと外れる。

皮質吸引を始める場所は術者によってさまざまである。どこから始めてもよいが，色々な場所をつつくように皮質吸引すると，どこに残存しているかわかり難くなってしまうので，1カ所皮質吸引したら続けて(芋づる式に)隣側を吸引していくようにするとよい。

3) 12時の皮質吸引

12時の創口直下の皮質吸引が困難なのは明

a

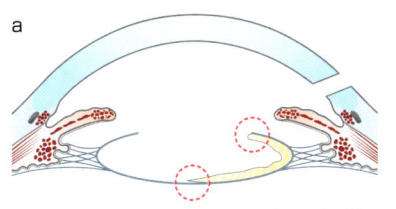

皮質吸引は前嚢縁からだけでなく、吸引し難い場合は後嚢側に付いている皮質断端から吸引してくることも有効である。

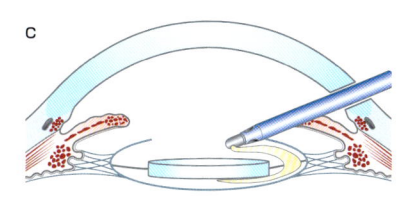

b

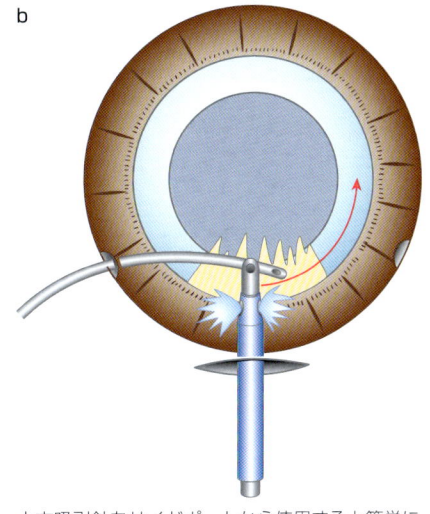

上方吸引針をサイドポートから使用すると簡単に残留皮質が吸引できる。I/Aハンドピースの吸引ラインをはずして灌流だけにすると灌流として使用できる。

c

先に眼内レンズを挿入し，I/Aチップ先端で眼内レンズを抑えながら皮質を吸引する方法も有効である。

図2-77　皮質吸引困難への対処

らかなので，この部位をいかに吸引除去するかが成功のカギとなる。12時の残留皮質を吸引するには，超音波チップの孔を確実に皮質側，すなわち真下に向けることである（図2-76）。さらにハンドピースを立てて，吸引孔が皮質の方向に向くようにするとよい。フットペダルを徐々に踏み込み吸引圧を上げていき，皮質が吸引されるのを待つが，ほかの部位よりも後嚢を誤吸引する可能性が高いので，操作中は必ず後嚢の動きに注意を払う。誤吸引した場合は直ちにフットペダルの位置を灌流のみに戻し，前述の操作方法で吸引した後嚢をはずす。12時の皮質吸引は，この操作だけで取れないことも多い。皮質は前嚢切開縁に断端があり，ここから吸引を始めると吸引除去しやすいが，12時の皮質など吸引し難い場合は後嚢側に付いている皮質断端から吸引してくることも有効である（図2-77a）。カプセルポリッシングモードか灌流のみで，吸引はかけずにこすることで皮質断端が後嚢から外れる。この状態で吸引圧を上げると吸引除去できることがある。

　最も有効なのは上方吸引針をサイドポートから挿入する方法である。灌流針を用意し，吸引針とペアでサイドポートから挿入する方法もあるが，I/Aハンドピースの吸引ラインを外して吸引針に装着すると簡易にできる（図2-77b）。I/Aハンドピースは大きな創口から挿入し瞳孔中央で固定しておくと，bimanualに慣れていない術者でも上方吸引針に集中して皮質吸引が行える。吸引針を左右両側のサイドポートから使用できるので，どの場所にも対応できる。

　ほかには，眼内レンズを挿入後に眼内レンズを使って後嚢を抑えながら皮質を吸引する方法もある（図2-77c）。すなわち，多少皮質が残存していても，まず眼内レンズを挿入してしまう。粘弾性物質を吸引除去する前に，I/Aハンドピースを灌流せずに残留皮質付近までもっていき，I/Aチップ先端で眼内レンズを抑えなが

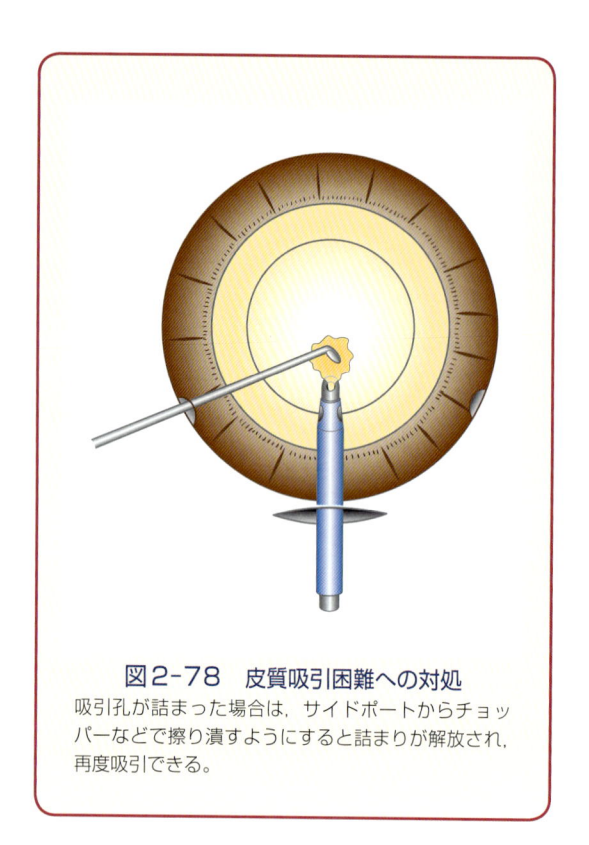

図2-78　皮質吸引困難への対処
吸引孔が詰まった場合は，サイドポートからチョッパーなどで擦り潰すようにすると詰まりが解放され，再度吸引できる。

ら皮質を吸引することができる。

　比較的年齢が若く，核が小さくepinucleusが大きい症例では，核片のみ超音波乳化吸引されるとepinucleusが残存してしまうこともある。この場合も通常はI/Aハンドピースで吸引除去することができるが，epinucleusは硬く大きいことがあり，その場合は吸引だけでは吸引孔が詰まってしまうことがある。サイドポートからチョッパーなどを挿入し，詰まった核片を擦り潰しながら吸引すると，皮質が詰まったときで も，I/Aハンドピースを眼外に出して詰まりをいちいち開放せずに操作できるので有効である（図2-78）。

c．術中および術後管理

　前述の高齢者，高度近視，硝子体術後眼によるIMSや落屑症候群などで，水晶体嚢やチン小帯が脆弱で，誤吸引を繰り返し，I/Aが困難となることがある。嚢の挙上を怖がるあまり，灌流ボトル高を著しく高くしても解決にはならない。吸引圧を下げて，さらに手術手技のスピードをゆっくりとする。この場合も，灌流と吸引が別々に行える吸引針が有効になる。

　また前房内圧が不安定になると虹彩を刺激し，縮瞳して皮質の存在を確認することが困難となることもある。灌流液中にボスミン®を瓶注するとよいが，効果が出るまでに時間を要するので，兆候がある場合には早めに外回りに指示しておく。ハイドロの注射器に灌流液で希釈したミドリンP®（未開封の清潔なもの1mlに対して1滴の割合）で前房内を灌流すると，比較的早く散瞳効果が得られるので有効である。

　hydrodissectionの項でも述べたが，前嚢切開に亀裂が入ってしまった場合，皮質吸引が終わり，I/Aハンドピースをいきなり抜くと前房が虚脱して，前嚢の亀裂が後嚢まで回ってしまうことがある。I/Aハンドピースを抜く前に，前房内をOVDで満たして，眼内の圧変動ができるだけ生じないようにしてIOL挿入に備える。

〔松島博之〕

8 眼内レンズ挿入

　IOLは今日,多くのメーカーからさまざまなタイプのものが出ており,特にインジェクターを使用するものでは,それぞれに異なった挿入法がとられている。したがって,IOL挿入には挿入の基本手技と,それぞれのIOLやインジェクター,カートリッジ取扱いのコツとの両方を習得しておく必要がある。

　特に後者に関しては,手技がやや複雑で,熟練者であっても事前に豚眼などで練習しておく方がよいものまである。本項では,わが国で取り扱われている全てのIOLについて解説を加えることは無理なので,比較的多く使われているものと,使用頻度は高くないものの特徴的な機能をもったものについて述べる。

a．OVDの注入

　眼内レンズの挿入は,水晶体内容物の除去後に,OVDの注入→適切な切開創サイズへの拡大→IOL挿入となる。

　OVDの注入では,すでに水晶体内容物がなく前房が虚脱すると,後嚢が針先まで迫ってくるため,針先が後嚢に触れないようにOVDを押し出しながら針を進める。OVDの働きは基本的には内皮保護と,十分な空間形成ということでよいが,注入する量は漫然といつも同じ量を入れるべきではない。後述する,小さな切開創からのIOL挿入を行うときには創口を含む眼球のテンションを十分に高くしておく必要があるし,またIOL開放時の先行ループの動きによっては,よりしっかりと後嚢を押し下げておく必要のあるものもある。したがって,注入後,毎回,指で眼圧を確認し,術者なりの感覚を磨いておくことが奨められる。

b．各種IOL挿入時の注意点

　日本眼内レンズ屈折手術学会会員アンケート[1]によると,2010年,ポリメチルメタクリレート(PMMA)製眼内レンズを使用している術者は6%と一桁になり,ほとんど全ての術者がfoldable IOL(折りたたみIOL)を使用していると考えてよいと思われるので,本項でもfoldable IOLのみに絞って解説する。

c．鑷子で挿入する場合

　現在,ほとんどのfoldable IOLが専用インジェクターを使って挿入する仕様になっているなかで,鑷子で折りたたんで挿入する眼内レンズは減りつつある。しかし,鑷子による挿入は,IOLの眼内挙動を術者自身が完全にコントロールできる点で,後嚢破損を中心とした合併症例,強膜縫着を要する例など必要な場面はなくならないため,まずは挿入手技を習得しておくべきタイプのレンズである。AcrySof 3-ピースMA60 AC(Alcon社)は,今なお多く使われている鑷子挿入型アクリルIOLの定番である。

　折りたたみには,眼内レンズを把持する鑷子を2本使って行う方法もあるが,表面接着の強いこのレンズでは専用の折りたたみ用鑷子を用いた方が容易である。鑷子で折りたたむときの注意点は,キチッとレンズの真ん中で折りたたむことである。左右非対称で大きさが不揃いな折りたたみ方だと,メーカー推奨切開幅から挿入できないことがある。眼内に挿入後,鑷子を開いてレンズを開放する。本IOLはレンズが開くのに時間がかかるが,十分に開く前に眼内から鑷子を引き抜こうとするとレンズが一緒に付いてきて組織を傷めるので注意が必要である。また,レンズが十分開いても鑷子がレンズに

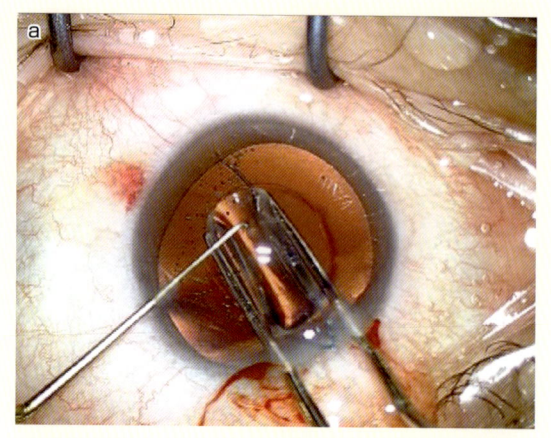

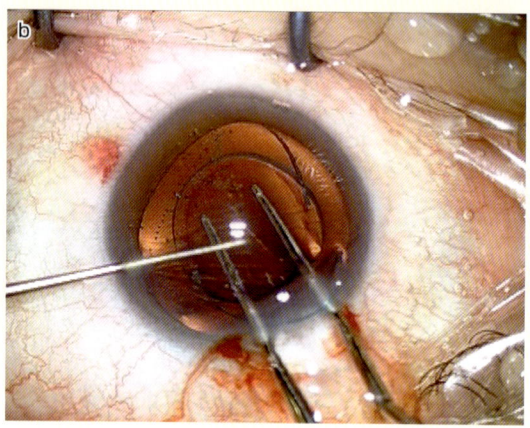

図2-79　鑷子によるfoldable IOLの挿入
IOLの周辺寄りを摘んだ方が小さく確実に折りたためるが，鑷子と接着して眼内でレンズが開きにくいことがある(a)，そのようなときは，フックでレンズ上面を押すことで容易にリリースされる(b)．

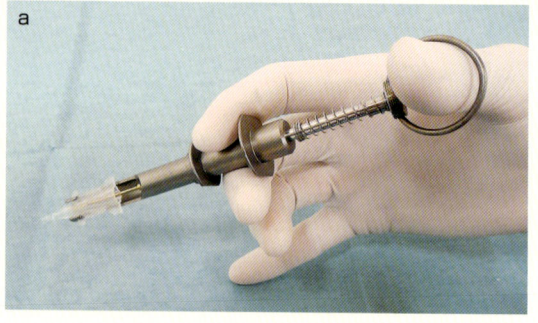

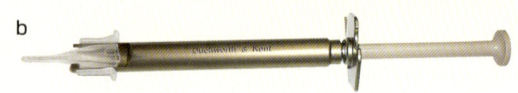

図2-80　プッシュ式インジェクター
a．Alcon社Dカートリッジとモナーク II インジェクター
b．AMO社Ultra Implantationシステム

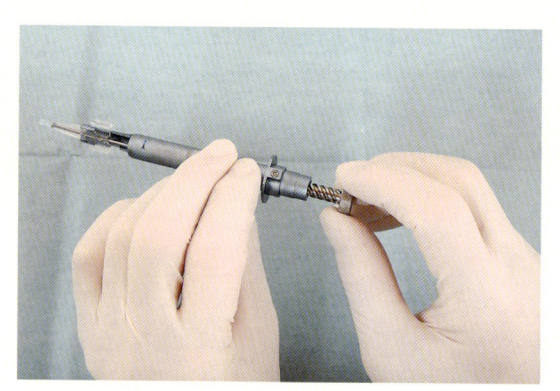

図2-81　回転式インジェクター
HOYA社IS

接着して取れない，あるいは鑷子との接着のためにレンズが十分に開かないこともしばしばあるが，その際はサイドポートからフックを挿入して，レンズを上から押さえることで容易に接着を外すことができる（図2-79）．

d．インジェクターを使うときの注意点

インジェクターには大きく分けて，シリンジを押してIOLをリリースするプッシュ式のものと（図2-80a,b），シリンジを回してIOLを導出する回転式のもの（図2-81）がある．

プッシュ式のものは片手で操作できるので，空いた手で眼球の向きやレンズの進む方向をコントロールできることに加え，挿入中にインジェクターを回転させるなどの複雑な手技を必要とせず，挿入方法が単純な反面，レンズの導出速度をコントロールし難く，IOLが意図しない勢いで眼内に射出されることがあるため注意が必要である．

一方，回転式の方はインジェクター本体を両手で支持しながら挿入しなければならず，プランジャーの回転と本体の回転の向きやタイミングが製品によって異なるなど，挿入手技がやや複雑になるが，眼内へのIOL導出速度が術者自身でコントロールできる点では安全である．

e．プッシュ式インジェクターを用いた挿入

プッシュ式ではAcrySofシングルピースシリーズ（SA60-AT, SN60-WF, 他〔Alcon社〕），テクニス1-piece〔AMO社〕はその代表で，前者は着色／非着色，球面／非球面，トーリック，回折型多焦点など多くのラインナップをもつ。カートリッジも複数種あるが，挿入の基本はそう変わらない。これらはレンズの装填を含めてインジェクターの取扱いを知れば，初心者にも扱いやすいレンズである。

挿入時の創口サイズは，術者によってさまざまであるが，まずはカートリッジ先端が嚢内にまで進められる切開幅から始める（Alcon社D-カートリッジなら2.6 mmくらい，Alcon社C-カートリッジなら3.0 mmくらい，AMO社Ultraカートリッジなら3.0 mmくらい）。注意点は，十分な幅の創口を作成していても，カートリッジを進める角度が不適切だとカートリッジが挿入できないだけでなく創構築を傷めてしまうことである。

多くの上手くいかないケースでは，カートリッジが創口の天井側に突き当たってしまっている（図2-82）。手技に慣れて小さな創口から挿入する場合はWound-assisted法[2]を習得する必要があり，そのときは次々項「g．小さな創口からIOLを挿入するときのコツ」を遵守する必要がある。

f．回転式インジェクターを用いた挿入

回転式インジェクターを採用しているIOLは多く，HOYA社AF-1シリーズ，AMO社のテクニス，センサーなどがその代表である。

カートリッジの挿入は，プッシュ式と同じく，内部で創口壁に当たらないように注意が必要である。挿入後はどのタイプのものでも，まず先

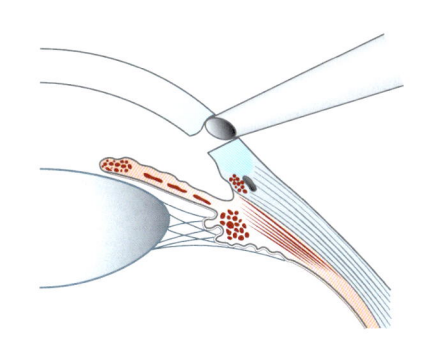

図2-82　不適切なカートリッジ挿入角度
カートリッジの挿入角度が水平に近いと，カートリッジ先端が創口内の天井に突き当たってしまう。

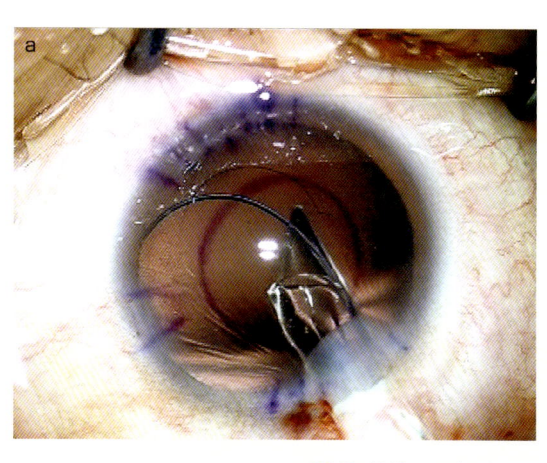

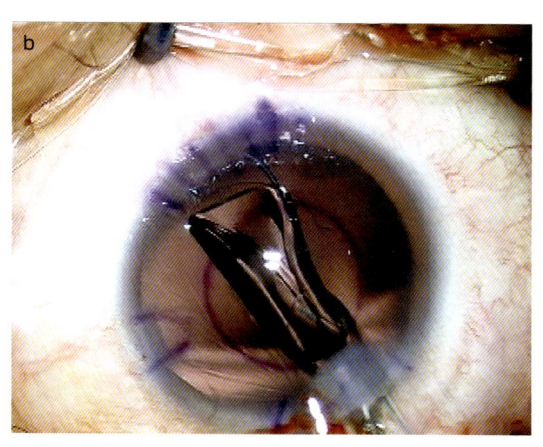

図2-83　回転式インジェクターでのIOL挿入
a．最初のポイントは，先行ループを正しい向きで導出しながら確実に対側CCCをくぐらせることである。
b．先行ループが対側前嚢下に確実に入ったことを確認したら，インジェクターを回転させて光学部を開いてゆく。回転方向，タイミングはIOLによって異なるため，あらかじめ卓上で練習しておくべきである。

妙な傾きやレンズとプランジャーの接触加減など，術者が完全にはコントロールできないわずかな差異によって違った向きに出てくることもあるので，確実に確認しながら操作することが重要である．

　先行ループを確実に対側の前嚢下に挿入したら次は光学部の導出だが（図2-83b），これはカートリッジの形状，レンズは山折りか谷折りか，装填時のレンズの向きなどによりバリエーションがあり，インジェクターの回転方向も異なる．熟練した術者でも，初めての使用前には卓上で一度，練習をしておくべきである．基本は，"インジェクター本体を回してレンズの向きを変えながら""プランジャーを回してレンズを進める"の組み合わせである．

g．小さな創口からIOLを挿入するときのコツ

　極小切開白内障手術の概念が広がってからは，眼内レンズの挿入必要切開幅は，全ての術者が一律にメーカー推奨切開幅で入れるのではなく，症例や術者の技量によって違ってきている．

　特殊な手技を用いることで，同じIOLでも，より小さな創口から挿入することが可能なこともあり，代表的な例がプッシュ式インジェクターのものをWound-assisted法で挿入するケースである．これはカートリッジを眼内に埋没させずに，先端だけを創口に当てがい，創口をカートリッジの延長として挿入する方法である．このときのコツは，創口の向きとカートリッジの向きを三次元レベルで一致させることと，もう一点，カートリッジを創口に当てがう場面にある．カートリッジ先端を確実に創口に咬ませて天井を持ち上げられるように，垂直に近い角度で創口にアプローチさせ，挿入時に眼内に向かう角度に寝かすことである（図2-84 a,b,c）．

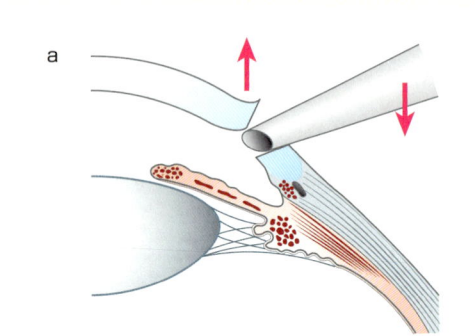

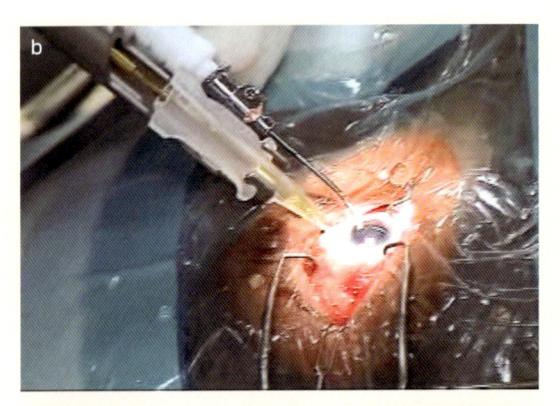

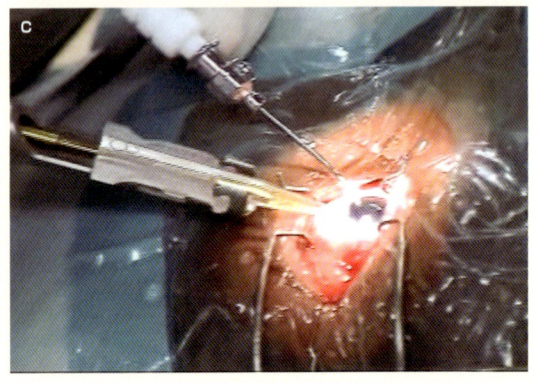

図2-84　小さな創口からのIOL挿入
a．カートリッジの先端で確実に創口を持ち上げて挿入する．
b．創口へは，創口に対してカートリッジを立ててアプローチする．
c．カートリッジ先端を確実に創口に咬ませたら，インジェクター，カートリッジを寝かせて，IOLを眼内に導入する．

行ループが正しい向きに導出されることを確認しながらプランジャーを回す（図2-83a）．そのときのカートリッジのベベルの向きは各IOLによって決まっているので，あらかじめ頭に入れておかなければならないが，IOL装填時の微

h. トーリックIOL挿入のときの注意点

　術前乱視の大きな症例に対する，トーリック眼内レンズによる術中乱視矯正が行われている。本手術のポイントは術前・術中の軸決めにあるが，ここではIOL挿入時の注意点のみを述べる。

　レンズを嚢内に収めるまでは変わりないが，OVDを吸引除去してからIOLをローテーションさせながら軸を合わせる点が異なる。このとき，眼球が真上（顕微鏡の光軸と一致した向き）を向いている状態で合わせなければ，角膜上に刻印したマークとトーリックIOLのアクシスマークが正確に一致しない。眼球光軸と顕微鏡光軸とが一致していることの確認は，手術用顕微鏡照明の角膜・眼内レンズ面での反射で確認できる。眼球の向きを調整して，角膜前面正立虚像である第1 Purkinje-Sanson像と，角膜後面正立虚像である第2 Purkinje-Sanson像が一致したところが光軸の一致したところである（図2-85）。このときIOL眼では，IOL面からの第3 Purkinje-Sanson像で強い反射光が術者に返ってくる。この状態で，角膜上のマークとトーリックIOLのアクシスマークが一致していることを確認して手術を終了する。

（大内雅之）

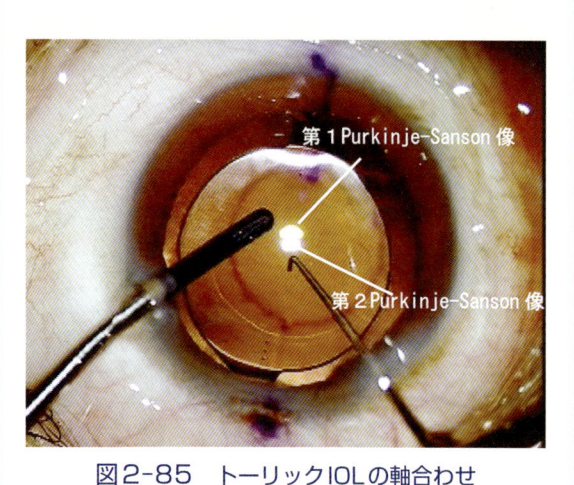

図2-85　トーリックIOLの軸合わせ
トーリックIOLの軸合わせなど，IOLの角度を調整するときは，第1 Purkinje-Sanson像と第2 Purkinje-Sanson像が重なる向きに眼球を動かし，眼球と顕微鏡の光軸を一致させた状態で行う必要がある。

【文献】
1) 佐藤正樹，大鹿哲郎：2008年日本眼内レンズ屈折手術学会会員アンケート．IOL & RS 23：578-601, 2009
2) Tsuneoka H, Hayama A, Takahama M：Ultrasmall-incision bimanual phacoemulsification and AcrySof SA30AL implantation through a 2.2 mm incision. J Cataract Refract Surg 29：1070-1076, 2003

3 術中トラブルと対策

1 CCCが流れたら

a．なぜ，CCCは流れる(た)か？

まずは，なぜCCCが周辺に流れるか，原因を考えてみる。その原因は，水晶体によるものと手技によるものに分けられる。

1) 水晶体による原因

①前囊周辺部では中央部より流れやすい

術中の前囊には，OVDによる前方からの圧力と，それに対向して水晶体内圧と硝子体圧，水平方向にはチン小帯からの牽引がかかる（図3-1）。前囊に切開を入れたとき，これらの圧バランスが変わる。前方に凸な水晶体では，周辺部は中央部より赤道部方向へ分散される力が大きいため，周辺部ではCCCは流れやすい。

②水晶体内圧が高いと流れやすい

過熟白内障や膨化白内障など，水晶体内圧が高い症例では水晶体前面がより凸になっており，前囊に切開を入れたときに赤道部へ分散される力が大きくなり，CCCは流れやすい。

2) 手技による原因

①引く位置が中央寄り

フラップを引っ張る位置が中央寄りで，切開している位置に近いとフラップに皺が寄り，切開線は周辺に流れる（図3-2）。

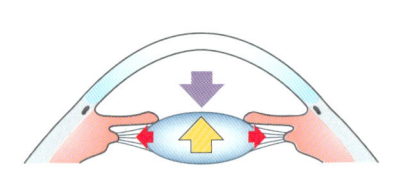

図3-1　前囊にかかる力
- 前方からの圧（OVDによる）
- 後方からの圧（水晶体圧＋硝子体圧）
- チン小帯による水平方向への牽引

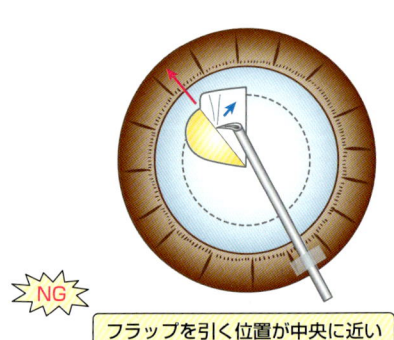

図3-2　手技による原因①
NG：フラップを引く位置が中央に近い

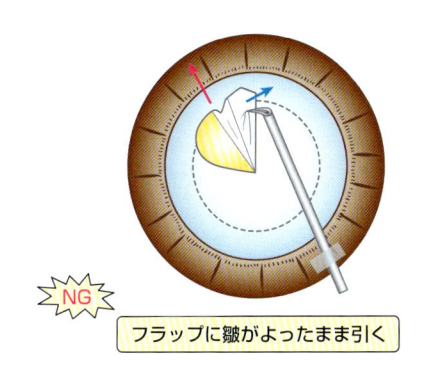

図3-3 手技による原因②

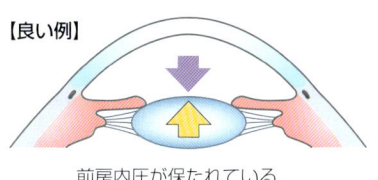

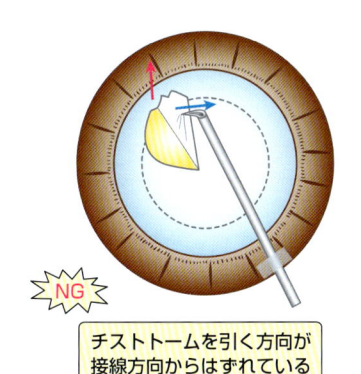

図3-4 手技による原因③

図3-5 OVDの漏れ

前房内圧が保たれている

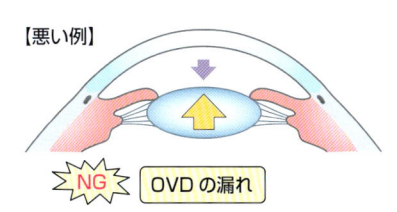

OVDによる前方からの圧が低くなると，相対的に後方からの圧（水晶体圧＋硝子体圧）が大きくなる

フラップに皺がよったまま引く

チストトームを引く方向が接線方向からはずれている

② フラップが伸びていない

　フラップが伸びていない状態で引くと皺がより，切開線は周辺に流れていく（図3-3）。

③ 引く方向が違う

　フラップは常にCCC縁に対し接線方向に引くのが基本である（図3-4）。手や腕の返しが不十分だと，接線方向への動きができないためCCCが流れる。特に半分まで切開を進めたときにCCCは流れやすいので，手の位置，腕の位置にも注意する。

④ OVDの漏れ

　OVDが創口から漏れると前房内の圧が低くなり，相対的に後方からの圧が高くなる。その結果，赤道部への圧分散が大きくなり，CCCは流れやすい（図3-5）。

b．CCCが流れたら

　CCCが流れた程度により対処法が変わってくる。OVDが抜けている場合は，まずはOVDを再度追加して前房内圧を上げてから行う。その際，OVDを追加する場所に注意する（図3-6）。

　軽症例から順にその対処法を述べる。いずれもコンプリートCCCに比べ破囊の危険性は高くなるので，その後の操作はより慎重に行わなければならない。

1） チストトームによるリカバリー法

　瞳孔領内に流れた切開線が確認できれば，チストトームでのリカバリーが可能である。ただし，フラップの折れ曲がりが鋭角のまま中央に引くとさらに周辺部へ流れるので，少し周辺部に引いてフラップの折れ曲がりを鈍な角度に修正してからCCCを進める（図3-7）。

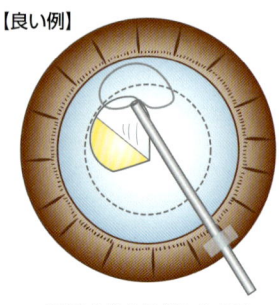

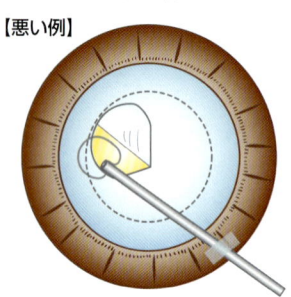

図3-6　OVDの追加部位
- 【良い例】CCCを進める側に入れる
- 【悪い例】切開した側に入れると切開線が隠やすい

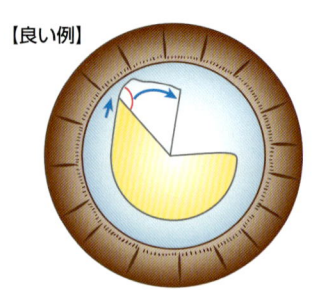

図3-7　チストトームによるリカバリー法
- 【良い例】フラップの折れ曲がりが鈍角
- 【悪い例】フラップの折れ曲がりが鋭角

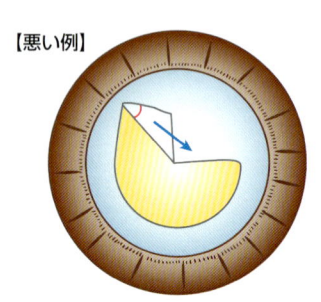

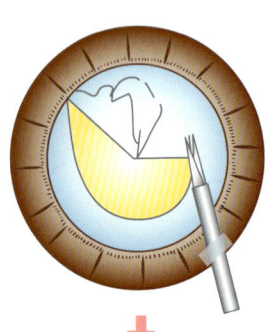

図3-8　リバースCCC
- 八重式剪刀で，CCCに鋭角に切り込みを入れる
- 切り込みを反転させ，逆方向にCCCを広げout-inでつなぐ

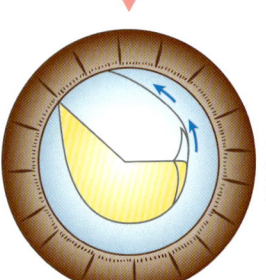

2) 前嚢鑷子によるリカバリー法

切開線が虹彩下で確認が不十分な場合は，前嚢鑷子に変えてリカバリーを試みる。

注意事項は，既述したチストトームによるリカバリー法と同様に，折れ曲がりの角度を鈍角に修正してからフラップを進めることである。切開線が瞳孔領内に戻ってくるようなら，リカバリーは可能である。

3) リバースCCC

虹彩下の切開線が完全に赤道部まで流れ動かなくなった場合は，あきらめて逆方向からのCCCを試みる。最初の切開部に逆方向の鋭角な切り込みを入れる。少量のOVDで切り込みを反転させ，前嚢鑷子で把持して逆方向からCCCをつないでいく。最後は，ノッチを作らないように「out-in」でつなぐ（図3-8）。

4) Can openerにコンバート

完全に前嚢フラップを見失った場合はCan opener法に切り替え，前嚢切開窓をつくる（図

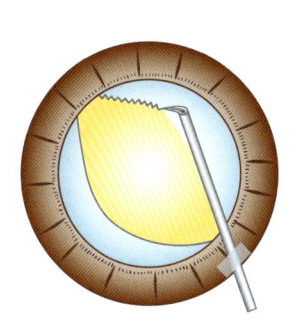

図3-9　Can openerにコンバート

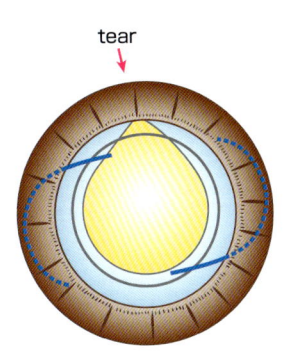

図3-10　IOLの向き

3-9)。

c．IOLの向き

　嚢内にIOLを挿入する場合，tearが入ったCCCではIOLの向きに注意する。tearにIOL支持部を引っかけないようにIOLをゆっくり回転して，IOLの軸をtearの位置と90°に固定する。IOL支持部が嚢外に出て，IOLがin-outに固定されるのを防ぐためである（図3-10）。

〔比嘉利沙子〕

2 後嚢破損が生じたら

a. 破嚢例の基本的な対処法

破嚢処理は基本的に3つの工程に分けて考える。第一工程は白内障手術の応用で、核片の娩出、第二工程は硝子体手術の範疇で、前部硝子体切除である。第三工程のIOL移植は比較的簡単なIOL挿入ですむ場合が多いが、ときにIOL縫着術が必要な例もある。この3つの工程は完全に異なる手術と考え、それぞれのステップを適切な方法で正確にこなしていく経験と技量が必要となる。それが破嚢処理の難易度がきわめて高くなっている原因である。

3つの工程のうち、第二工程の前部硝子体切除と第三工程のなかのIOL縫着は4章-1（p.77）のIOL偏位のIOL摘出後と同じ内容なので割愛し、第一工程の核娩出、および第三工程のなかのIOL嚢外固定について述べる。

図3-11 破嚢後の前房置換
① サイドポートからOVDを注入。
② 0.5 ml以上のOVDが残っているものを使用する。
③ OVD注入に合わせて灌流を切る。
④ 前房が消失するスピードに負けないように前房を形成する。

b. 第一工程：核娩出

1) ハンドピースの抜去

破嚢に気づいたとき、一般的には前房をOVDで全置換しつつUSチップを引き抜くことが推奨される（図3-11）。そのまま引き抜くと大量の硝子体脱出をまねき、残存核が硝子体にトラップされてしまう危険があるからである。

手順としては、まずフットスイッチを灌流のみに保ち、左手にOVDのシリンジを受け取る。このとき中途半端に少ないシリンジでないことがポイントである。OVDの全置換は、うまく行わないと大量のOVDを必要とする。必ず、助手に半分以上残っているシリンジであることを確認させてから受け取ろう。

サイドポートからOVDを注入しはじめたら灌流を止める。すぐに前房が消失するので、その速度に負けないようにOVDを注入する。口で言うのは簡単であるが、破嚢で動揺した精神状態で、慣れない左手の操作を行うのはかなり難しい。あらかじめ豚眼実習などで練習しておくとよい。

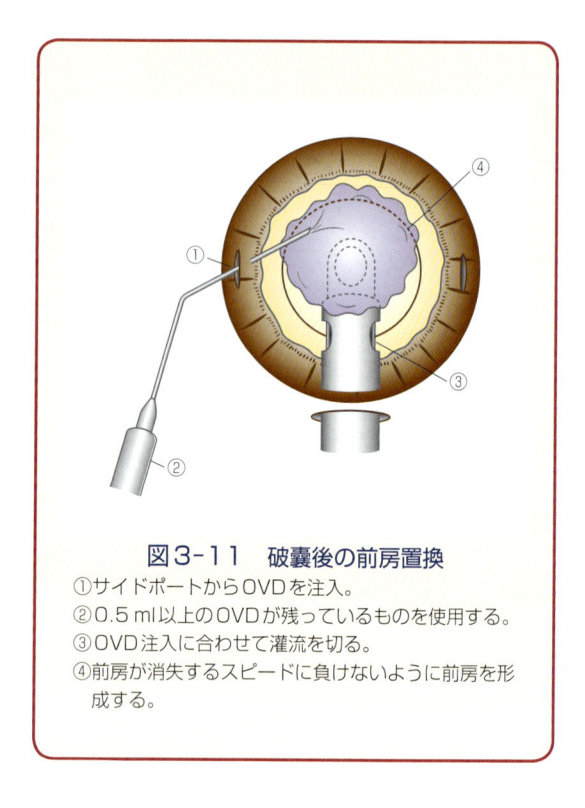

2) 切開創の拡大

USチップを引き抜いたら、核娩出のために切開創を拡張する（図3-12）。また、眼圧のあるうちにサイドポートを前部硝子体切除用に拡張しておく。正確できれいな切開創を作るためには、よく切れるナイフを使う必要がある。ディスポであれば、新品に取り換えて使用するのが望ましい。

3) 核片の弁出

核片の娩出の基本はviscoextraction法（以下、VEX法）である（図3-13）。前房内の核片をOVDの流れに乗せて切開創まで誘導し、その

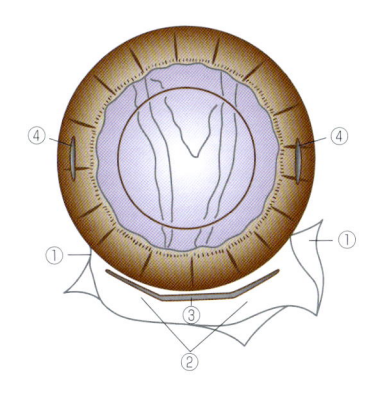

図3-12　切開創の拡大
①結膜を切開する。
②止血を忘れないように行ってから，
③強角膜切開を拡大。
④角膜サイドポートを2.0mm弱に拡大。

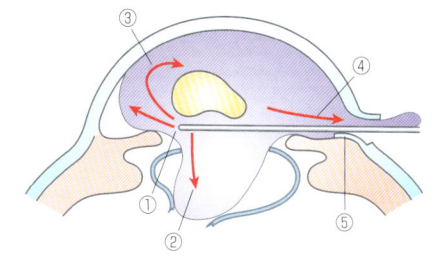

①核片を挟んで，核片の網膜側で，かつ切開創の反対側にリリース。
②硝子体を硝子体腔に押し戻す働き。
③核片を切開創の方に押し流す働き。
④核片を誘導する方向。
⑤カニューラで切開創を押し下げて，OVDを流し出す。

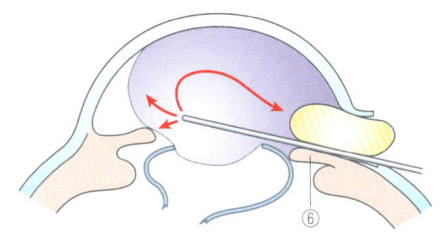

⑥核片が切開創に陥頓したら，さらに切開創を押し下げる。

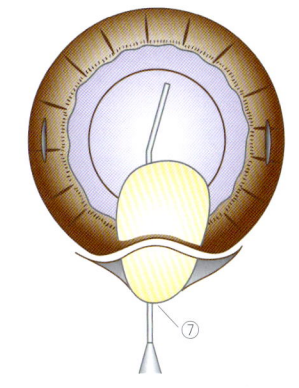

⑦切開創が大きく歪むぐらい強く押し下げないと核は出ない。

図3-13　viscoextraction（VEX）

流れ出る圧力で一緒に核片を前房外に押し流す方法である。

　VEXを行える核片は，虹彩面より角膜側にある核片に限られる。特に前嚢レベルを超えない核片をVEXによって摘出することはできない（図3-14）。まずは核片を赤道部から引っ張りだして，虹彩面よりも角膜側に持ち上げることから始める（図3-15）。ひとたび核片が虹彩面より上にきたら，VEX法にて前房外に摘出する（図3-13）。

　VEXによる核娩出は比較的大きな切開創を必要とする。核片には幅と同時に厚さがあるので，見た目の大きさよりは幅広い切開創でないとVEX法は使えない。どうしても核が出ない場合に切開創を広げずに出すには，核を前房内で分割する手段が残されている。フック2本を使って核を分割する（図3-16）。

　核娩出が終了したら，切開創の大きさに応じて縫合して，前部硝子体切除の工程に移行する。

c．第三工程：IOL嚢外固定

　破嚢しても水晶体嚢のサポートが十分な場合は，IOLを嚢外固定して手術を終了できる。

IOL挿入前のOVDによる前房形成は，中央の破嚢の部分をできるだけ避ける。OVDが硝子体腔に落下してしまうと前房形成の目的は達成できないし，術後の眼圧上昇も懸念される。ただし，実際には破嚢の部分が硝子体腔とつながっている以上，完全な前房形成は難しい。できる範囲にとどめておく（図3-17）。

　IOLを嚢外に挿入したらOVDを除去する。

a. VEXで娩出できる核片の位置

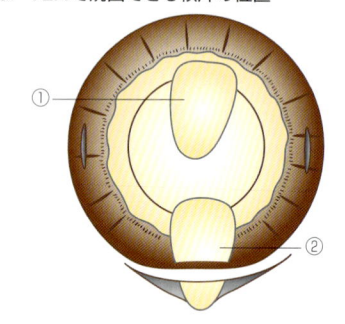

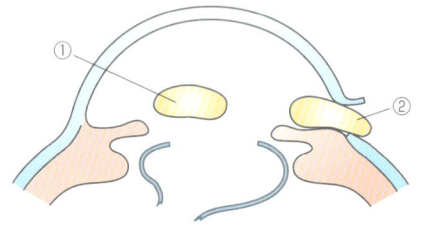

①必ず前嚢面よりも上にあること。
②創口に近づいたら，そのまま創口に陥頓する。

b. VEXで娩出できない核片の位置

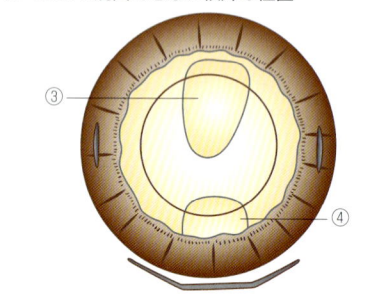

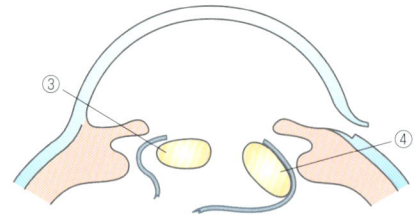

③前嚢面よりも下にある核片。
④創口の方向に移動させても嚢内から出てこない。

図3-14　VEXに適切な核片の位置

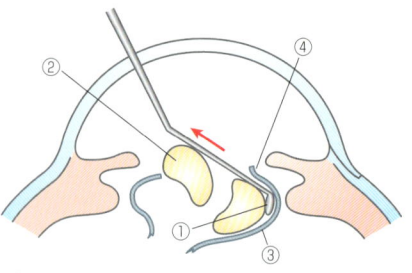

①分割君（先端が鈍で大きなフックが理想）を嚢赤道部まで差し入れて，
②核片を瞳孔領中央部に引っ張りだす。
③すでに破嚢しているので，後嚢に注意を払う必要はない。
④フックを差し入れるときに，前嚢より絶対に上にならないように注意する。

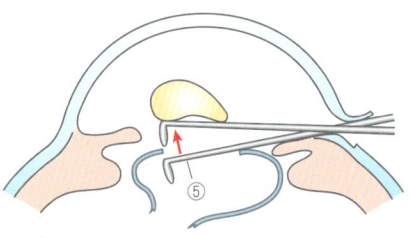

⑤核片の下にフックを差し入れて角膜内皮方向に持ち上げる。

図3-15　核片の強制的移動

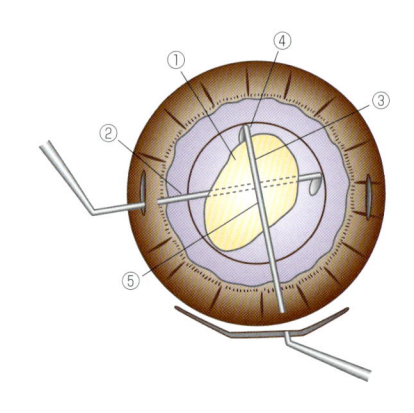

図3-16　フックによる核片の切断
①OVDで前房を十分に形成し，核片を瞳孔領中央に置く。
②サイドポートから1本のフックを挿入して核片の裏に。
③切開創からもう1本のフックを挿入して核片の前に。
④核の上のフックは角膜内皮細胞に当たらないように注意。
⑤フックを近づけて核片を切断する。

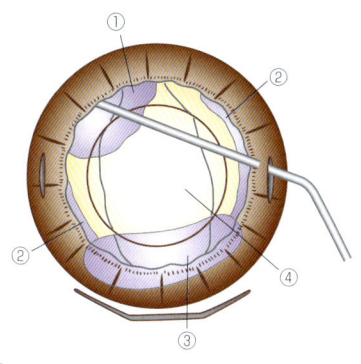

①IOLの先行するハプティクスを挿入する．3時～6時の虹彩の後ろで前嚢の前にOVDを流し込む．
②それ以外の虹彩の下にもOVDを流し込む．
③創口の近くにもOVDを咬ませておく．
④中央にはOVDをリリースしない．そのまま硝子体腔に落下するだけ．

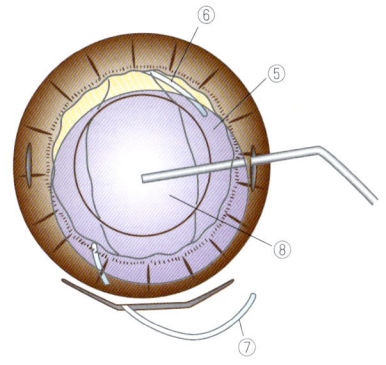

⑤とりあえずIOLを挿入．
⑥先行するハプティクスはなるべく嚢外に入れる．
⑦後行するハプティクスは創口の外に置いたまま．
⑧オプティクスの上にOVDをリリース．IOLより前の前房内をOVDで充満させる．

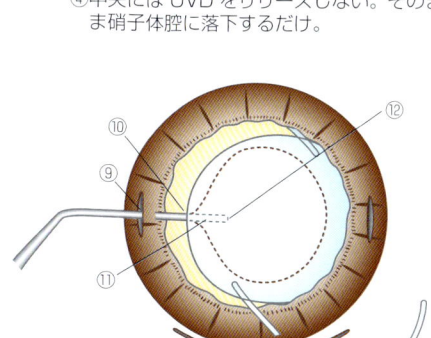

⑨角膜サイドポートから，
⑩IOLの光学部の下に入り込み，
⑪CCCを超えて，硝子体腔の中にカニューラ先端を進めて，
⑫硝子体腔に灌流液を流し込んで，硝子体圧を正常化させる．

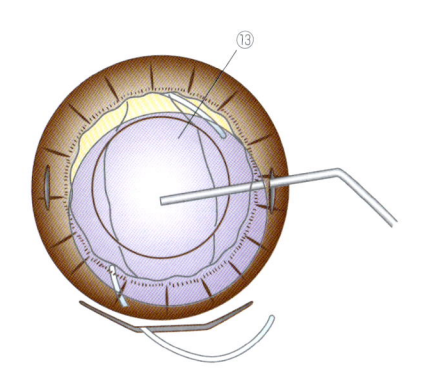

⑬もう一度，OVDを前房に足して，

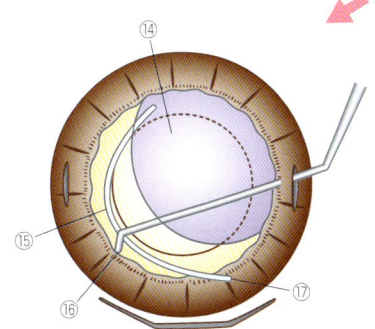

⑭オプティクスを回転させて，後行するハプティクスを前房内に入れる．
⑮ハプティクスをタックして，虹彩の後ろに入れて嚢外固定とする．
⑯フックの先端で虹彩を引っ掛けないように注意．
⑰ハプティクスの先端が虹彩を引っ掛けないように注意．

図3-17　A-vit後の前房形成

2. 後嚢破損が生じたら　65

ヒーロンVを使用するときは，前房内をOVDで完全に置換させる（図3-29）。中途半端に置換すると，すぐに前房中から流出してしまう。すきまなくOVDを注入して眼内操作時に抜けにくくすることで，IFISに特徴的な虹彩動揺を抑制できる。

ただし，PEAを行うときはヒーロンVにより角膜熱傷が生じる可能性があるので，灌流液が流れているのを確認しながら手術を行う。

またIFISでは，縮瞳してしまった場合に虹彩ストレッチを行うことは状態を悪くする可能性がある。虹彩の張力が低いため，虹彩を無理やり伸展させてしまうと虹彩にダメージが生じ，灌流液による虹彩の動きが大きくなり，さらに虹彩が陥頓しやすくなってしまう。IFISで縮瞳してしまったら虹彩リトラクターや瞳孔拡張リングを使用するとよい。

（松島博之）

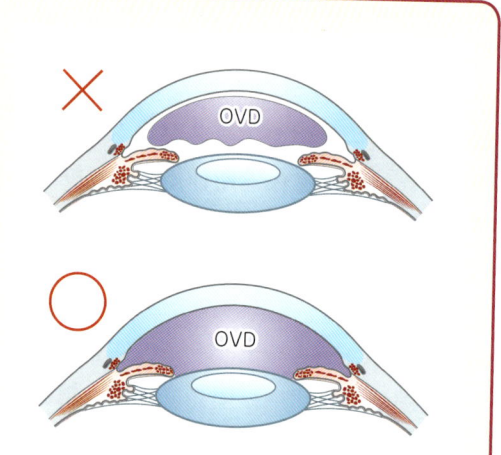

図3-29　IFISでのOVDの使用方法
IFISでは空間保持能の高いヒーロンVが有効である。使用方法も重要で，下図のように前房内をOVDで完全に置換させるとOVDが抜けにくい。上図のようにすきまがあると，OVDが徐々に吸引され虹彩動揺が増悪する。

番外編　グリスニングとホワイトニング

　グリスニングはIOL内部の小間隙（void）に水が貯留した状態で，約2〜10μmの輝点として認められる。**ホワイトニング**は表面散乱の一種で，IOL表層内部に約100 nmの無数の水泡が発生し，光が反射・散乱し，白濁したように見える状態（sub-surface nano glistening）である。眼内レンズ素材は疎水性のものが多く，疎水性素材は名前の通り水と混ざることが難しいため，IOL素材内部で水が分離してしまうことがある。この現象を**水相分離**という。グリスニングとホワイトニングの本体はこの水相分離である。近年，IOL挿入長期経過後にこの水相分離が増強するIOLがあることがわかってきた。現時点では視機能への影響は軽度であり，IOL交換の必要性は低いが，さらに年月が経過したときに，これらの現象と視機能影響がどうなるのか注意をしていく必要がある。もし将来，IOL交換症例が増えれば，IOL交換の手術手技は難易度が高く，手術解説書の内容も大幅に変わるかもしれない。

（松島博之）

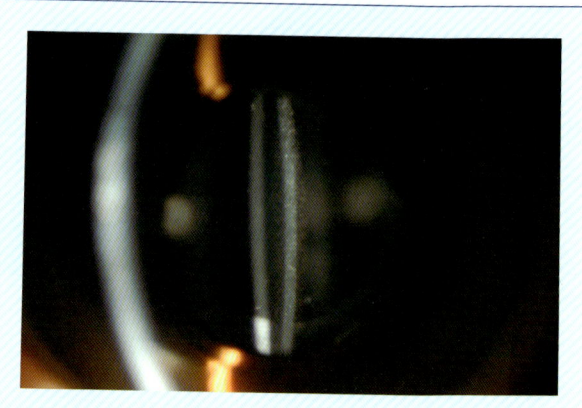

IOL光学部中央付近に散在する細かい茶色の粒子がグリスニング，IOLの形状に沿って帯状に発生した光散乱がホワイトニングである。

4 術後トラブルと対策

1 眼内レンズ（IOL）がずれたら

a．術式の選択

基本的に，水晶体囊による固定が破綻したIOLは眼球に縫着固定するのが第一選択となる。その場合，偏位したIOLを摘出して，縫着用のIOLを強膜に縫着固定するのが一般的であるが，場合によっては眼内にあるIOLをそのまま摘出せずに縫着固定することも可能である（以下，眼内縫着）。

なお，IOL縫着術は全て共通の手技なので，この項に統一して記載する。破囊処理後のIOL縫着や水晶体亜脱臼に対するICCE後の縫着などは重複するので，この項を参照されたい。

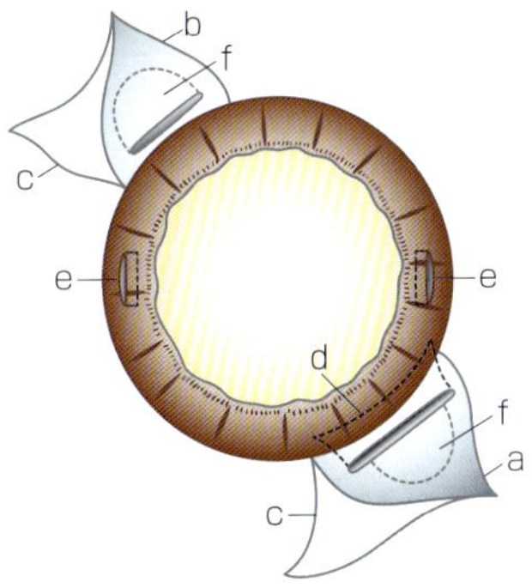

b．切開創の作成

1）切開部位

一般に，IOLの縫着として3時-9時方向は神経と血管の分布から適当ではなく，12時-6時方向は眼瞼が操作の邪魔になるので選択されることはほとんどなく，1時30分-7時30分方向か，10時30分-4時30分方向が適当となる。他の手術で結膜の癒着などがなければどちらを選択しても大差はないが，右利きの術者は1時30分中心よりも10時30分中心の切開創の方が作りやすい。筆者は原則として10時30分（以下，上方サイト）-4時30分（以下，下方サイト）方向を選択している（図4-1）。以下，これを選択したことを前提に記述を進める。

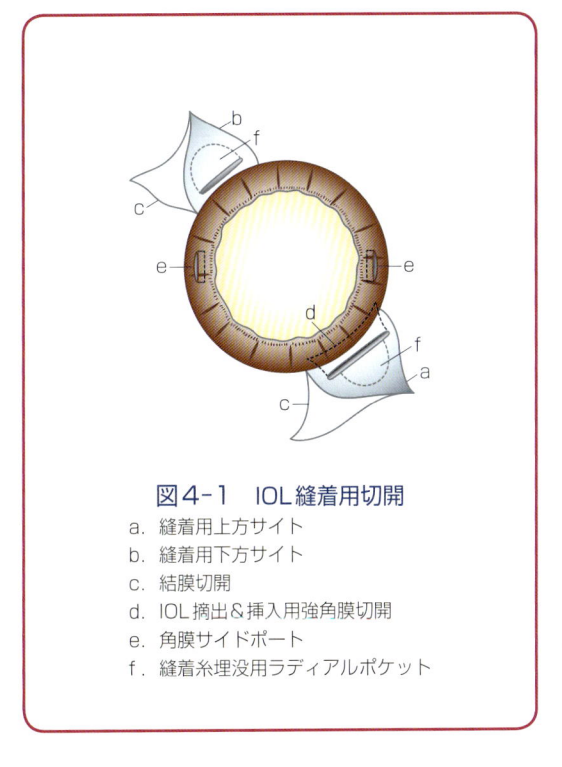

図4-1　IOL縫着用切開
a．縫着用上方サイト
b．縫着用下方サイト
c．結膜切開
d．IOL摘出＆挿入用強角膜切開
e．角膜サイドポート
f．縫着糸埋没用ラディアルポケット

2）テノン囊下麻酔

円蓋部基底片ヒンジ状結膜切開（図4-1c）後に，上方サイトからテノン囊下麻酔3.0 mlを投与する。下方サイトには1.0～2.0 mlを追加している。テノン囊下麻酔投与直後から早くも散瞳が始まることがある。また，術中に患者が「視界が真っ暗になりました」と言うこともあるので，投与方法がテノン囊下であっても，麻酔薬は球後麻酔と同じコンパートメントに投与され

ていることがわかる。

3）摘出IOLの種類と切開幅
①PMMA製IOL
いわゆるunfoldableのIOLは光学部直径そのままの切開創が必要となる。この場合，IOLの厚さ，および創の伸展性に考慮して，角膜内方弁は光学部直径＋0.5 mm，強膜弁は光学部直径－0.5～－1.0 mmで作成する（図4-2）。そのまま摘出するだけであるが，硝子体線維が絡んでいる場合は牽引がかからないような操作が求められる。

②foldable IOL
ほとんどの場合，切断して摘出することが可能で，4.0 mm以下の比較的小切開で摘出できる。ただし，剪刃を前房内挿入して切断することで眼球虚脱が著しく助長される場合には，切断せずに摘出する方が合併症の危険性も減る。

光学部の切断では，左手のフックで剪刃への咬み込みを補助したり，切断時の光学部の跳ね上がりを予防する（図4-3, 4）。

4）縫着用強膜ポケット
①下方サイト（図4-5）
結膜切開後，4時30分を中心に，輪部に幅約4.0 mmの直線切開をおく。そこから眼球赤道部に向かって，直のクレッセントナイフで強膜半層切開をポケット状に作成する。ポケットの深さは輪部から3.0 mm以上は必要であるが，それほど厳密なものではない。注意すべきはクレッセントナイフで眼球穿孔しないことであるが，あくまでもブラインド操作なので慎重な操作が求められる。

②上方サイト（図4-6）
下方サイトは常にラディアルポケットが有用であるが，上方サイトは強角膜切開創に一致するため，同じ強膜第二面から強角膜切開創とラディアルポケットの両方半層切開を作成すべきかどうかは症例によって異なる。

比較的幅の狭い第二面であればラディアルポ

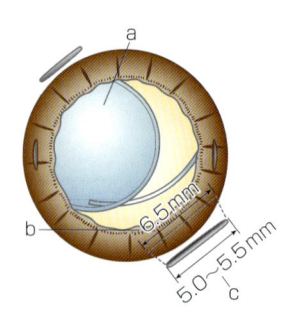

図4-2 IOL摘出用強角膜切開の仕様
a. 偏位した6.0 mm光学部直径PMMA製IOL。
b. 角膜内方弁（約6.5 mm）
c. 強膜外方弁（5.0～5.5 mm）

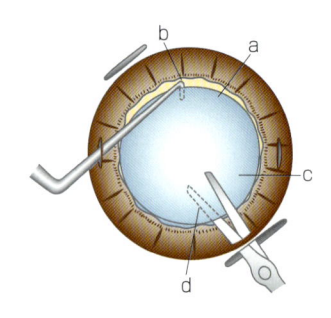

図4-3 foldable IOLの切断(1)
a. 光学部はハプティクスをあらかじめ切断しておく。
b. シンスキーフックで6時部を止める。
c. IOLの前後にはヒーロンV®を充満させておく。
d. 永田剪刃かスプリングハンドルで咬んで切断する。

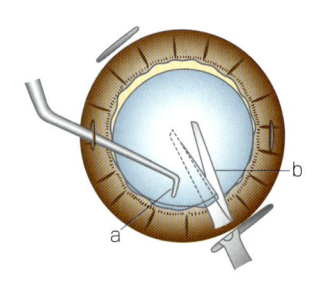

図4-4 foldable IOLの切断(2)
a. 剪刃の刃を閉じると浮き上がる光学部をフックで抑え込む。
b. 剪刃の刃を最後まで閉じないで咬み直す。

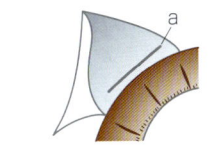

a. 輪部に約4.0mmの直線切開をおく。

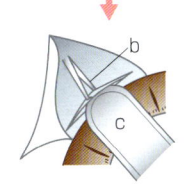

b. ファインな有鉤鑷子で強膜を持ち上げる。
c. クレッセントメス直のベベルを上にして、ポケット強膜壁の厚さを決める。

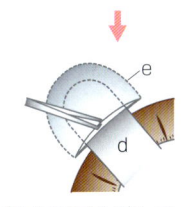

d. ベベルを下に向け直して、ポケットを深くしていく。
e. 3.0mm以上の深さのポケット作成を目指す。

図4-5 強膜ラディアルポケット

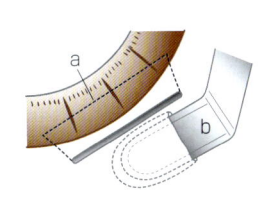

図4-6 強膜メディアルポケット
a. 上方の強角膜切開創。
b. クレッセントメス曲のベベルアップを使用する。

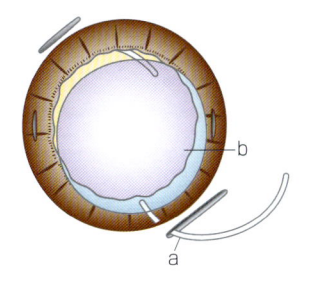

図4-7 偏位IOLの固定
a. 片方のハプティクスを切開創から引き出して光学部の動きを止める。
b. IOLと角膜の間にビスコートを充満させる。

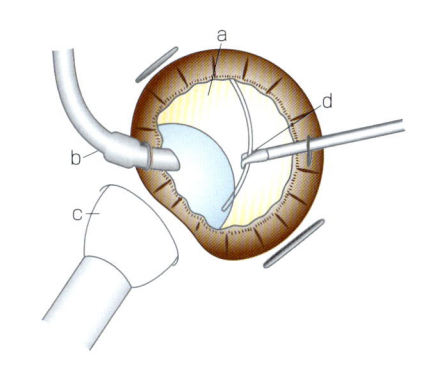

図4-8 瞳孔領から見えないIOLの引き出し
a. 瞳孔領の範囲の前部硝子体を切除。
b. 前房メンテナーを接続（ボトル高40cm）。
c. 強膜を綿棒でインデントして、前眼部に引っかかったIOLを探す。
d. サイドポート鑷子で、瞳孔領に押し出されたIOLのハプティクスを掴む。

ケットで対応できるが，PMMA製IOL摘出時のような長い幅の第二面を必要とする場合はメディアルポケットの方を勧める。特に再手術などで強膜が薄くなっているような症例では，狭い切開創でもメディアルポケットを作成すべきである。

5）角膜サイドポート

20ゲージ硝子体カッターを使用するためには1.8～2.0mmぐらいの幅が適当である。狭い創から無理やりカッターなどの出し入れ操作をすると，かえって自己閉鎖しなくなる。15°メスを根本まで挿入すると，ちょうどよい幅になる。3時-9時の角膜周辺部に作成する。

c．IOLの摘出

1）前眼部にとどまったIOL

囊外固定のIOLがずれた場合や，チン小帯によって部分的であれ前眼部にとどまっているIOLの場合，まずは前房をビスコート®で満たした後，鑷子で片方のハプティクスを切開創から引き出してIOLの落下を防ぐ（図4-7）。

チン小帯によるサポートが極めて少ない場合，

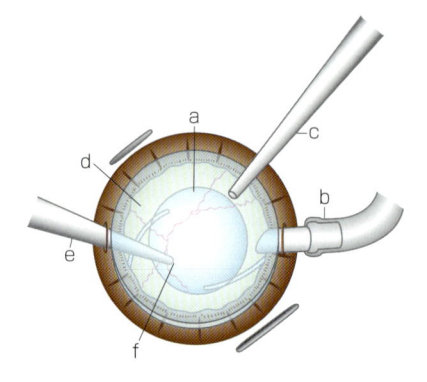

a. 眼底に落下したIOL。
b. 前房メンテナーで眼圧を維持。
c. 手持ちのコンタクトレンズで眼底を観察しつつ，
d. IOLの周りの硝子体を切除。
e. カッターを吸引管に付け替えて（モードI/Aで），
f. IOLの平面にぴったりと吸い付ける。

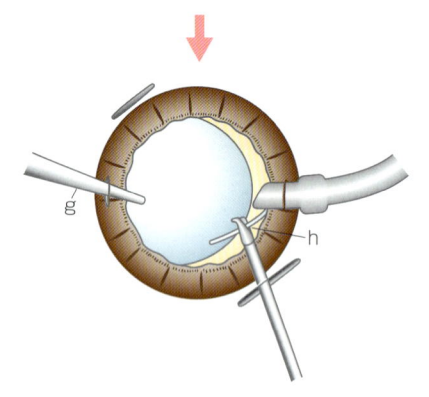

g. そのまま吸引圧を保ちつつ，IOLを虹彩裏面まで引き上げる。
h. サイドポート鑷子でハプティクスを把持する。

図4-9　眼底に落下したIOLの引き上げ

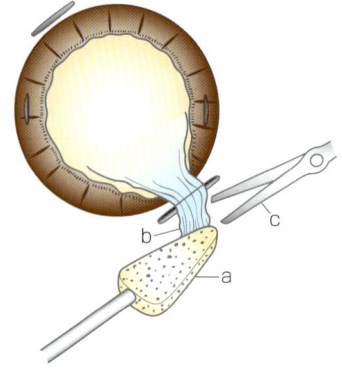

a. 創外の硝子体をスポンジに絡めて引く。
b. 創外に脱出した硝子体線維。
c. 剪刀で硝子体線維を切断する。

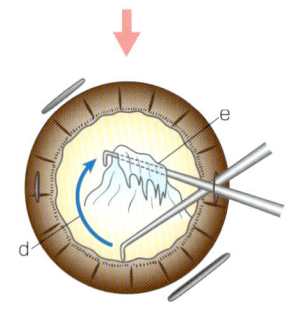

d. サイドポートから挿入したフックでワイピング。
e. 引き戻されて瞳孔領中央に集まった硝子体線維断端。

図4-10　脱出硝子体の処理

仰臥位では瞳孔領から見えなくなることがある。切開創を全て作成してからメンテナーを接続して，硝子体を切除しながらインデントしてIOLを探す（図4-8）。見つかったらサイドポート鑷子で掴んで，片方のハプティクスを切開創から引き出す。以下，前部硝子体切除（図4-10～），IOL縫着（図4-12～）に移行する。

2）眼底に落下したIOL
　同じく全ての切開創を作成してから，前眼部の硝子体をbimanualで切除し，メンテナーを接続して手持ちのコンタクトレンズで眼底を観察する。網膜の上に落下しているIOLを確認したら，IOLの周りの硝子体を切除する。カッターを吸引管に付け替え，モードをI/Aにして，IOLを吸い付けて虹彩面まで引き上げる（図4-9）。あとは前眼部にとどまったIOLと同じ手順で摘出する。

d．前部硝子体処理
　まず，切開創の外に出た硝子体をスポンジビ

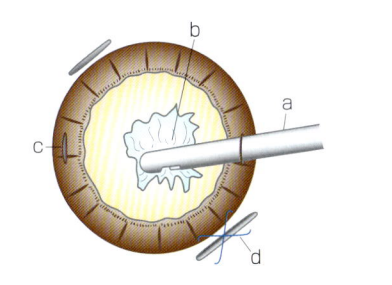

a. 20ゲージ硝子体カッター
b. 中央部に集めた硝子体をカット。
c. この時点では灌流は行わない。
d. 創口を9-0シルクで仮縫合。

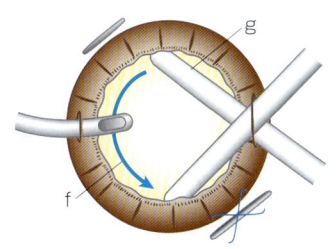

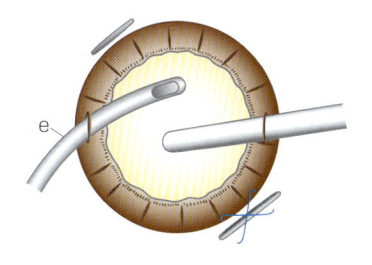

e. 低眼圧になる前に灌流を加える。

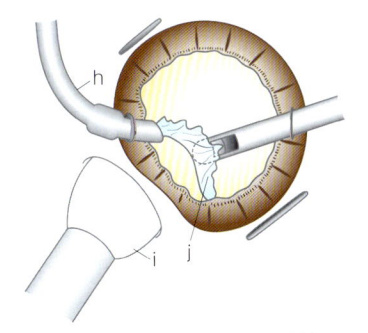

f. サイドポート反対側180°の前部硝子体を切除。
g. 虹彩下に入るときは、必ずカッターの口を網膜側に向ける。

h. 灌流をメンテナーに切り替え、
i. 強膜を綿棒でインデントしながら、
j. 基底部の硝子体を切除する。

図4-11　前部硝子体切除

トレクトミーする（図4-10）。次にOVDを少し創に押し込んでおいて，角膜サイドポートからフックで硝子体ストランドを瞳孔領中央部に引き戻す。もう一度，ダメ押しにOVDを創の近傍のみに流し込む。切開創が3.0mm以上ある場合は9-0シルクで仮縫合しておく。

カッターと灌流針を左右のサイドポートから挿入して前部硝子体切除を行う（図4-11a〜e）。カッターを挿入したサイドポートの反対側180°の前部硝子体を切除する。見える範囲を切除したら，灌流を前房メンテナーに付け替えてサイドポートに装着する。カッターと綿棒（または斜視鉤）でインデントしながら，周辺部の硝子体を切除する（図4-11f〜j）。

切除が終了したら，前房メンテナーを留置したまま，縫着糸をIOLに結び付け，作業に入る（図4-12a〜d）。

e．縫着の手順

1）縫着糸の結紮

IOLをコンテナーにおいたまま，片方のハプティクスに変則的なカウヒッチノットで縫着用長針付きループ糸を結び付ける（図4-12e〜h）。ここでは片方の糸だけ結ぶにとどめる。IOLをインジェクターで挿入する場合は，ここでカートリッジに挿入しておく（図4-13）。

2）縫着糸の通糸とIOL挿入

27ゲージ注射針を若干曲げてホルダーに付け，お迎え用の針を作る。下方サイトの輪部から約2.5mmのところを，その27ゲージ針で強膜に垂直に貫いて，針の先端を瞳孔領に出す。反対側の強角膜切開創から，IOLに結紮したループ糸付針を挿入し，お迎え針の中に差し込み，下方の縫着サイトから引き抜く（図4-14）。インジェクターにカートリッジを装填し，糸を引きながらIOLを挿入する。インジェクター

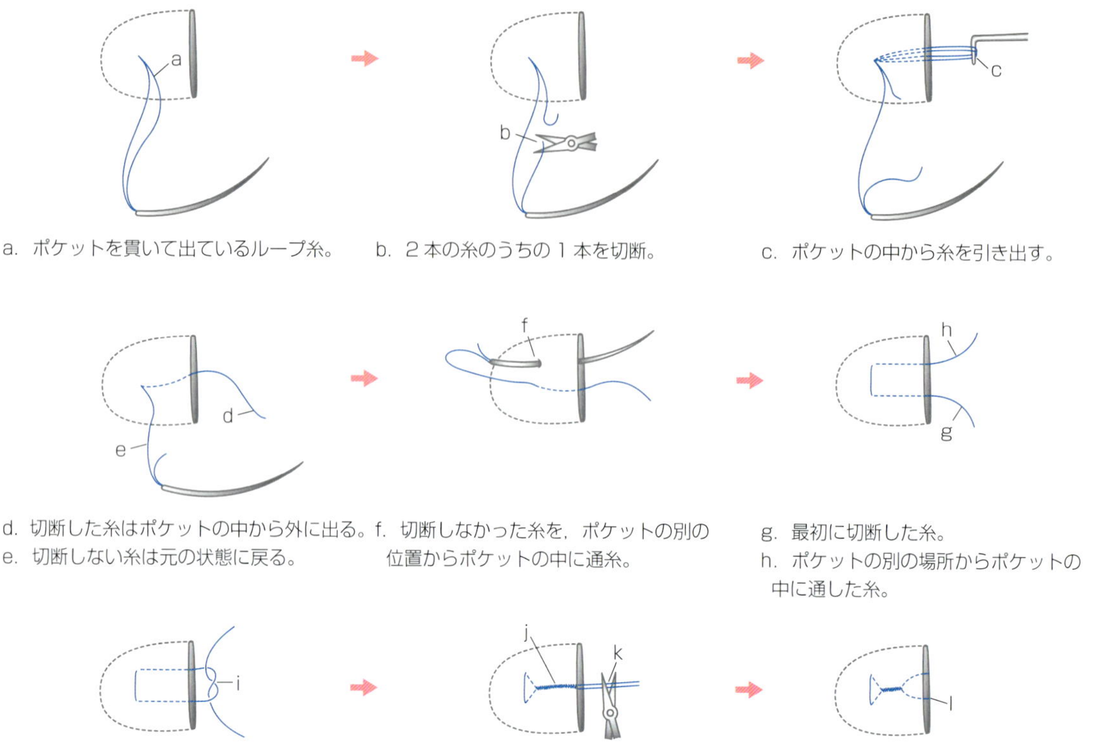

a. ポケットを貫いて出ているループ糸。
b. 2本の糸のうちの1本を切断。
c. ポケットの中から糸を引き出す。

d. 切断した糸はポケットの中から外に出る。
e. 切断しない糸は元の状態に戻る。
f. 切断しなかった糸を，ポケットの別の位置からポケットの中に通糸。
g. 最初に切断した糸。
h. ポケットの別の場所からポケットの中に通した糸。

i. 2つの糸を結紮する。
j. 5回以上の結紮玉をつくり，
k. ポケットぎりぎりで糸を切断する。
l. 糸が少し出ても眼球壁に平行になるので，結膜から露出はしない。

図4-17 ポケット内の縫着糸の埋没結紮方法

を使わない場合は，単純に二つ折りにして挿入する。このとき後方のハプティクスは前房内に挿入せず，切開創から先端を出した状態にしておく（図4-15）。

3) 後方ハプティクスの処理（図4-16）

切開創の外にある後方ハプティクスに，先行ハプティクスと同じように，ループ糸を変則カウヒッチノットで結紮する。ハプティクスを前房内に挿入し，虹彩後方に落とし込む。針を切開創から左のサイドポートに後端から出し，再び先端から前房に少しだけ差し込んでおく。

お迎え針を上方サイトに刺して，左サイドポートからの針の先端を格納してから引き抜く。これで両方のハプティクスの縫着用糸の通糸が完了する。両方の糸をゆっくりと引いて，IOLのセンタリングを確認する。

4) 縫着糸の結紮

強角膜切開の縫合が必要な場合は，まず上方サイトの縫着糸を結紮し，強角膜縫合，前房メンテナーの除去の順に処理する。強角膜縫合が不要な場合は，センタリングを確認したら前房メンテナーを抜去してよい。

縫着糸は縫着サイトの強膜ポケットの中に埋没結紮する（図4-17）。

f．周辺部虹彩切除

縫着糸の結紮が終わったら，アセチルコリン剤（オビソート®）を使って縮瞳を図りつつ結膜を縫合する。最後に，カッターを使って周辺虹彩切除を行い，眼圧を調整して手術を終了する（図4-18）。

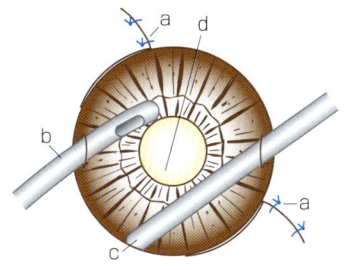

a. 結膜縫合
b. 灌流（鼻側サイドポート）
c. 20ゲージA-vitカッター（耳側サイドポート）
   1. カッティング口を虹彩に向ける。
   2. カッターの先端が隅角に当たるくらいまで周辺部に置く。
   3. カッティングレート100回/分。パネル吸引200mmHgで2〜3回咬む。
d. 虹彩が切除される瞬間、瞳孔縁が一瞬引かれる。

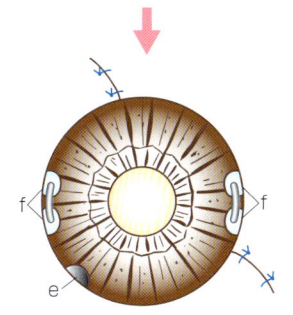

e. サージカルイリデクトミーとほぼ変わらない周辺虹彩切除。
f. サイドポートにハイドレーションをかけて自己閉鎖を促す。

図4-18　周辺虹彩切除

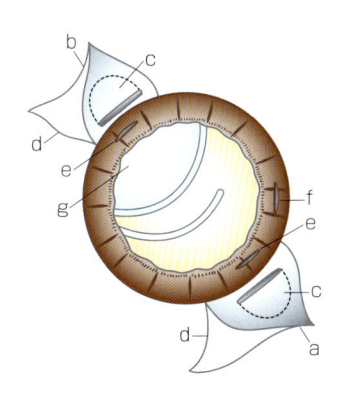

図4-19　眼内縫着用切開
a. 上方サイト　b. 下方サイト
c. 強膜ラディアルポケット
d. 結膜切開
e. 縫着用サイドポート
f. 前房メンテナー用サイドポート
g. 偏位したIOL。

g．IOL眼内縫着

　IOL眼内縫着は、眼内で偏位したIOLを前房外に摘出せず、そのまま縫着する手技である。通常、眼内のIOLがいわゆる縫着用のIOLである可能性はほとんどないので、眼内縫着できる可能性はそれほど高くはない。眼内縫着は光学部径6.5mm以上のスリーピースIOLで、眼球（角膜直径）が小さい眼に限られる。光学部径6.0mm以下、またはワンピースタイプのIOL、および角膜径が正常〜比較的大きな症例には適していない。高齢の角膜直径が小さい人で、摘出してまでの煩雑で侵襲の強い手術を避けたい場合に適応してよい程度の有用性と考える。

　眼内縫着のもう一つの問題点は、十分な前部硝子体切除は難しいという点である。確実なのは毛様体扁平部からであるが、白内障IOLがメインの術者の場合、そのような症例経験がほとんどないので、実際に行うのはためらわれるのが普通である。

1）麻酔と切開創の作成

　前房に入る前に、通常の縫着と同じように、縫着用サイトに強膜ポケットの作成とテノン嚢下麻酔を行う。サイトの位置に一致させて約2.0mmのサイドポートを2カ所、対側に設ける（図4-19）。

2）眼内カウヒッチノット

　前房内をビスコートで全置換して眼内カウヒッチノットを行う。眼圧には常に注意を払い、あまり低眼圧になってしまうようであれば前房メンテナーを接続するが、その場合には新たにもう一つサイドポートが必要となる。

　眼内でのカウヒッチ固定には、ハプティクスのみへの固定用でループ付き針を後端から前房内に挿入するパターン①（図4-20）と、水晶体嚢に包まれたハプティクスやCTRとハプティクスの同時固定で用いるパターン②（図4-21）、ループ針を先端から前房内に挿入）の2つのアプローチがある。

（徳田芳浩）

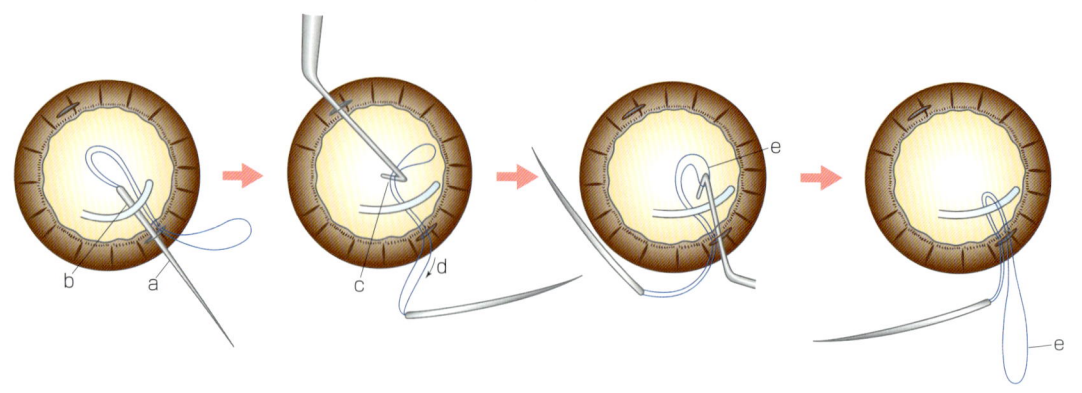

a. ループ付き針を後端から挿入。
b. 結紮したいハプティクスの後ろを通す。

c. フックで糸を捕まえておいて,
d. 針を元のサイドポートから引き抜く。

e. ループをハプティクスの前を通してサイドポートから引き抜く。

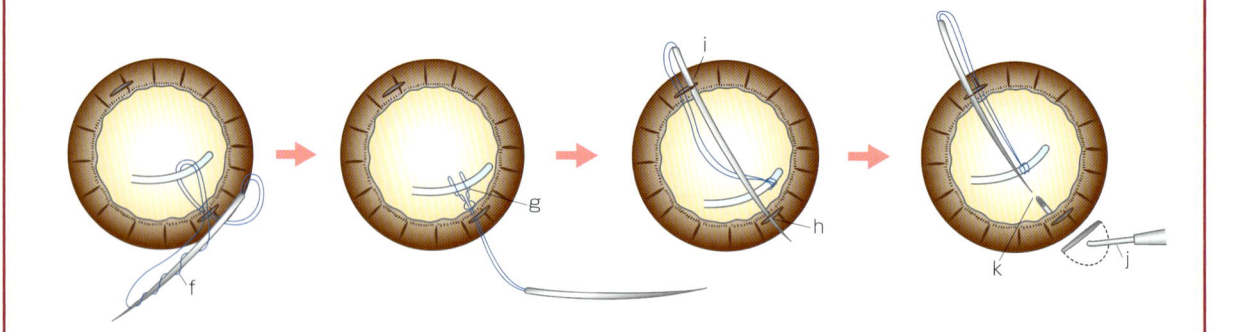

f. ループの輪に針を通して糸を締めこむ。

g. 眼内カウヒッチの完成。

h. 同じサイドポートに針を後端から入れ,
i. 反対側のサイドポートから出し,

j. 対側のラディアルポケットを貫いて入れた27ゲージお迎え針。
k. お迎え針の中にループ付き針の先端を格納し,

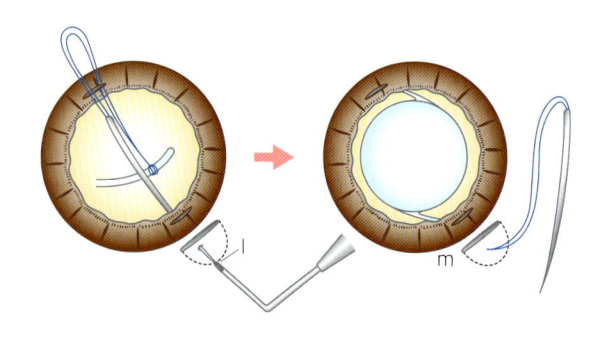

l. ラディアルポケットの側に針を引き抜く。

m. 眼内カウヒッチのループ糸をポケットに通糸。

図4-20 ハプティクス単独への眼内カウヒッチ（パターン①）

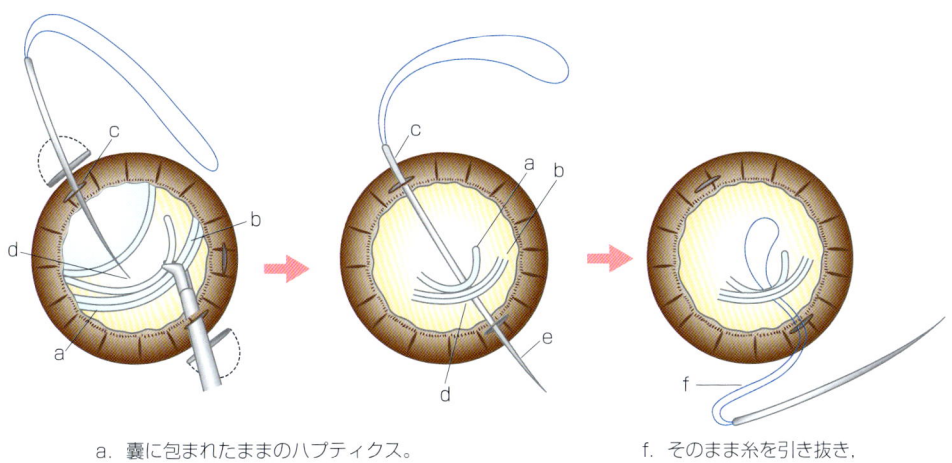

a. 囊に包まれたままのハプティクス．
b. CTRも入っている．
c. ループ針を先端から前房内に入れ，
d. 囊を貫いて針をハプティクスの後ろを通し，
e. 反対側のサイドポートから出す．

f. そのまま糸を引き抜き，

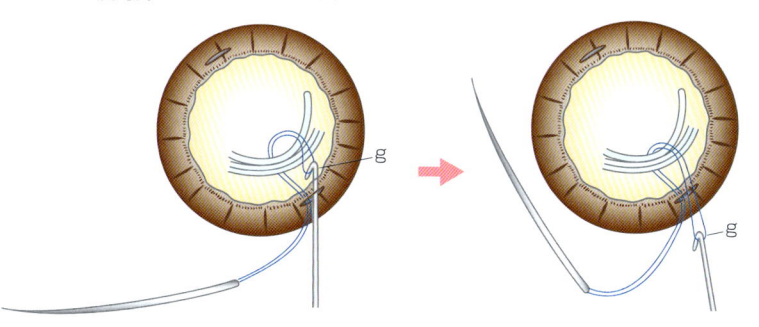

g. ループの後端をハプティクスの前を通して引き出す．
   ［以降は図4-20と同じ］

図4-21 囊内のハプティクスへの眼内カウヒッチ（パターン②）

1. 眼内レンズ（IOL）がずれたら

2 後発白内障が生じたら

後発白内障とは，白内障術後に残存した水晶体上皮細胞が増殖したものである．通常の治療はNd：YAGレーザーによる**後嚢切開術**である（図4-22）．

a．YAGレーザーとは

YAG（ヤグ）レーザーとは，Yttrium（イットリウム）・Aluminium（アルミニウム）・Garnet（ガーネット）を用いた固体レーザーである．複合元素それぞれの頭文字を並べ「YAG」となる．後嚢切開術で用いられているレーザーではネオジム（Nd）が入り，**Nd：YAGレーザー**となる．

YAGレーザーの光は波長1,060 nmの近赤外線であり，眼で見ることのできない不可視光線である．そのため，ピント合わせのガイドとして赤いHelium（ヘリウム：He）・Neon（ネオン：Ne）レーザーが使われている．

b．レーザー後嚢切開術の原理

レーザー光線により焦点でoptical breakdown（原子からフリー電子とイオンが生じる現象）が起こり，プラズマが形成される．その中のエネルギーが機械的エネルギーに変換され，衝撃波として後嚢を破壊する（図4-23）．

c．Nd：YAGレーザー後嚢切開術の適応

後嚢混濁により視力低下，霧視，グレア，単眼複視などの視機能障害をきたす場合，眼底

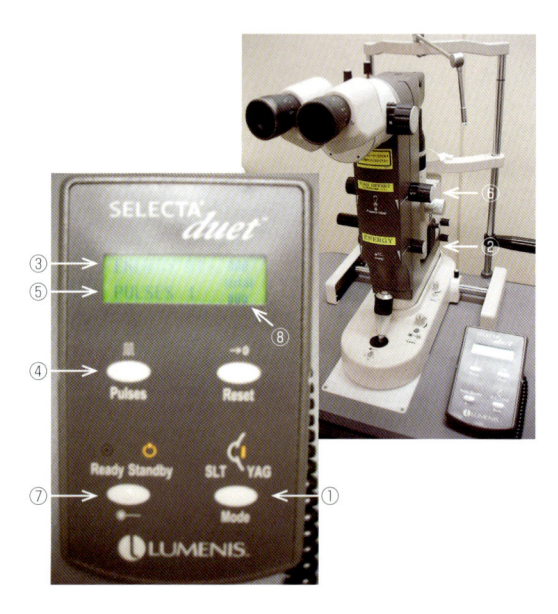

①選択的線維柱帯形成術（SLT）またはYAGを選択（機種による），②出力の調整，③出力表示，④パルスモードの選択，⑤パルスモードの表示，⑥焦点，⑦「Ready」で照射可能，⑧総照射エネルギー量の表示

図4-22　YAGレーザーの装置

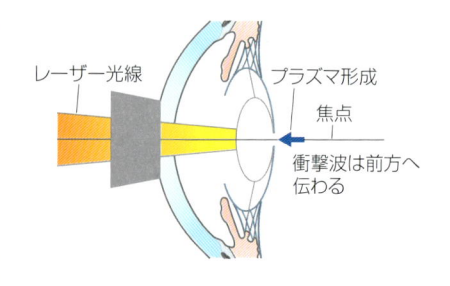

図4-23　Nd：YAGレーザー

の観察，処置の妨げになる場合が適応となる。Nd：YAGレーザーで後囊切開ができない場合は観血的後囊切開術の適応となる。

d．Nd：YAGレーザー後囊切開術の手順

1）術前検査と処置
1. 散瞳する。
2. 眼圧測定と精密眼底検査はできる限り行う。
3. 術後の眼圧上昇を予防するためアプラクロニジン（アイオピジン®）を点眼する。

2）照射条件の設定

> 出力：約0.8mJ～
> 条件：1パルス

3）YAG用コンタクトレンズの装着

点眼麻酔（ベノキシール®）後，AbrahamなどのYAG用コンタクトレンズ（図4-24）を装着する。YAG用コンタクトレンズの使用により，少ないエネルギーでoptical breakdownが生じるほか，眼球運動や瞬目による誤照射が予防できる。

4）レーザー照射の開始
①照射部位を決め，焦点を合わせる

ピント合わせのガイドを後囊に合わせると，プラズマ形成の中心は通常1,500ミクロン硝子体側で起こるように設定されている。衝撃波は前方に伝わるので，プラズマ形成の中心を硝子体側にすることにより眼内レンズの損傷が軽減される。

②出力を確認し，レーザー照射する

最初は約0.8mJの低出力から開始し，必要に応じて上げる。出力2.0mJ未満で，ほとんどの切開は可能である。瞳孔を中心に直径約3～5mmの開窓を作成する。

5）後囊切開法

代表的な方法として，十字に切開する方法と円形に切開する方法がある。症例によって選択するとよい。

①十字切開法（図4-25a）

垂直方向と水平方向に広げていく。切開窓はダイヤモンド型に形成されやすい。

> 利点：円形切開法より総照射エネルギー量が少ない
>   後囊切開片が硝子体中に浮遊することがない（飛蚊症を防ぐ）
> 欠点：視軸上のIOLにpit（表面の小さい孔），crack（亀裂）が危惧される

②円形切開法（図4-25b）

どの位置から開始してもよいが，6時部を最後に残すと，張力がなくなった後囊切開片が缶

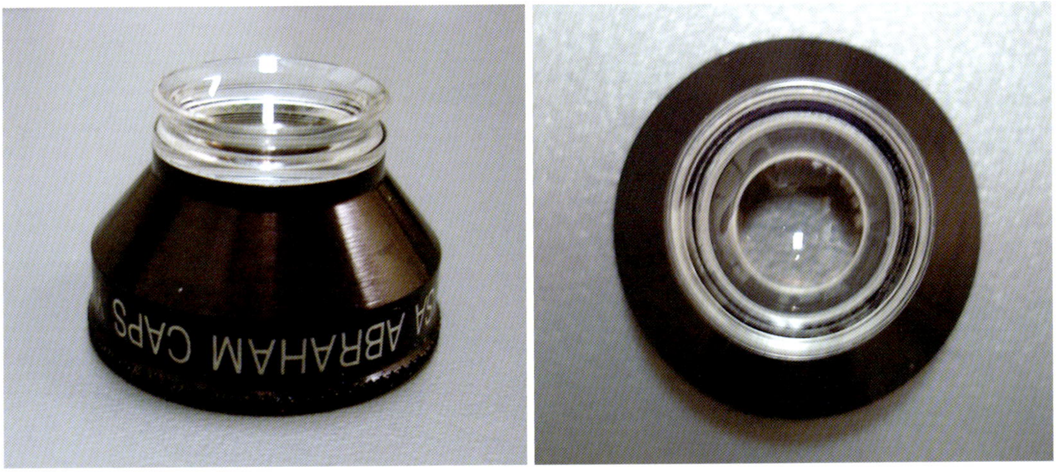

図4-24　YAG用コンタクトレンズ

a. 十字切開法　　b. 円形切開法

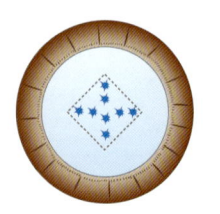

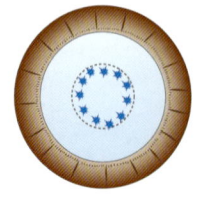

図4-25　後嚢切開法
点は照射部位，破線は切開窓を示す。

詰のふたのように残りやすい。そのまま残しても問題ない。むしろ，後嚢切開片が硝子体中に浮遊しないので術後飛蚊症を防ぐ。12時部を最後に切開すると，後嚢切開片が硝子体中に浮遊し飛蚊症が生じやすいが，飛蚊症の自覚はほとんど数日で改善される。

利点：視軸上のIOL損傷が避けられる
欠点：十字切開法より総照射エネルギー量が大きい
　　　飛蚊症の自覚が生じやすい

e．Nd：YAGレーザー後嚢切開術後

1週間前後に視力検査，眼圧検査，精密眼底検査を行う。

f．Nd：YAGレーザー後の合併症と対策

・眼圧上昇：多くは一過性である。術前のアイオピジンを点眼することで高率に予防できる。緑内障や総照射エネルギーが高い症例では注意を要する。

・嚢胞性黄斑浮腫(CME)：ぶどう膜炎，無水晶体眼で起こりやすい。

・IOL損傷：シリコーンIOLでは低出力でもpitが入りやすい。PMMAではcrackが生じやすい。損傷が軽度の場合は視機能に影響はないとされているが，視軸上の損傷は避ける。

・網膜剥離：眼底検査は，術前後に可能な限り施行した方がよい。

・遷延性ぶどう膜炎：レーザー照射後，虹彩炎はほぼ必発と考えてよいが，通常は自然に消退する程度である。ぶどう膜炎を有する症例では，炎症が安定している時期に施行するのがよい。

・その他：IOL偏位，角膜浮腫など

（比嘉利沙子）

番外編　　液状後発白内障

　CCCとIOLの癒着により，完成したIOLと後嚢の間の閉鎖腔に液状物質が貯留した（図の2つの矢印に挟まれた空間），比較的稀な後発白内障である。MiyakeらのCapsular block syndrome(CBS)分類では，術後晩期CBSに位置づけられている。
　術後3～4年で生じることが多く，液状物質中に白色の浮遊物を認めることもある。糖尿病など基礎疾患のある症例に生じやすい。発生には，残存した水晶体上皮細胞が影響している可能性や，房水と閉鎖腔との浸透圧差により生じる可能性が指摘されているが，要因は明らかではない。視機能障害が生じれば，Nd：YAGレーザー後嚢切開術の適応となる。しかし，後嚢が硝子体側に凸となっているため，焦点が合いにくい。最初の照射は，焦点の合いやすい周辺部よりの後嚢を選択するとよい。照射直後に液状物質が硝子体側へ流出し前部硝子体が濁るが，ここで焦らずに少し待つ。液状物質が流出すれば後嚢は眼内レンズ側に移動し，焦点が合いやすくなる。ここからは通常どおりの後嚢切開術を施行すればよい。これまでに自然消失例の報告もある。

（比嘉利沙子）

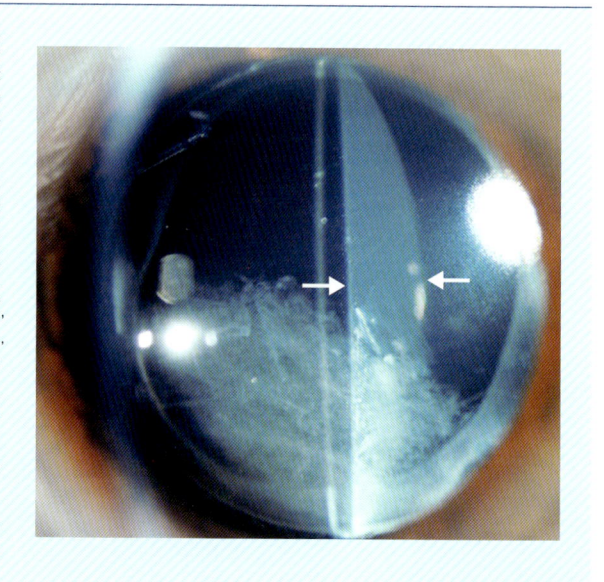

3 眼内炎を疑ったら

a．細菌性眼内炎の臨床経過と所見からの診断

1）早期（急性）眼内炎

　細菌による術後眼内炎は臨床経過から早期眼内炎と晩期（遅発性）眼内炎に分けられるが，早期眼内炎で急性のものはブドウ球菌，腸球菌，緑膿菌，連鎖球菌属など強毒菌が起炎菌で，術後数日で失明に至ることがある。また，methicillin-resistant *Staphylococcus aureus*（MRSA），vancomycin-resistant Enterococci（VRE），multi-drug resistant *Pseudomonas aeruginosa*（MDRP）などの薬剤耐性菌による感染症は劇症であり，かつ治療に難渋する。白内障術後の炎症は数日で軽快することがほとんどであるが，強毒菌が術中または術直後に感染した場合は術後2〜3日目頃に炎症が急激に強くなる。強毒菌は毒素を産生して組織を破壊するため，初期に対処できなければ重篤な視力障害を残す。

　発症初期を捉えるには，前房内の細胞の変化を注意深く観察する。まずフレア（蛋白濃度）が上昇し，細胞数は1時間単位で変化してくる。前房内に好中球が増えてくるが，大きさはリンパ球や虹彩色素とは異なり明らかに大きい。細胞数が増えてくると，虹彩，毛様体血管のバリアの破綻がさらに進行してフィブリンが析出し，座位になると白血球が下方に沈殿する状態が観察できる（前房蓄膿）。霧視，羞明，眼痛などの自覚症状が現れるが，眼痛の原因は虹彩や毛様体の炎症によるもので，炎症が硝子体内へ進行していると判断して間違いない（初期は眼痛がない場合もあるので注意が必要）。

　急性の眼内炎の予後は初期の対処で大きく変わるため，迅速な対応が要求される（図4-26）。特に後述するハイリスク患者の外因性眼内炎は急激かつ悲惨な結果に至るため（図4-27），白内障に対する安易な手術適応は禁忌と考える。

2）早期（亜急性）眼内炎

　亜急性の眼内炎の起炎菌は弱毒菌で主に表皮ブドウ球菌（CNS）が多く，術後7日目頃から炎症が徐々に強くなる。コアグラーゼを産生しないため組織の損傷は強毒菌に比べると軽く，時間的余裕はあるが，薬剤耐性菌methicillin-resistant *Staphylococcus epidermidis*（MRSE）の可能性もあることから急性期同様に迅速な対応が必要になる。

3）晩期（遅発性）眼内炎

　晩期（遅発性）眼内炎の主な起炎菌は*Propionibacterium acnes*, *Staphylococcus epidermidis*, Corynebacteriumであり，術後1カ月前後に生じてくる。肉芽腫性ぶどう膜炎に似た所見であり，前房蓄膿，豚脂様角膜後面沈着物，眼内レンズの表面にも沈着物が増えてくる。水晶体囊内に感染して，後囊をYAGレーザー切開した後に発症することもある。ステロイドの点眼で炎症は軽快するが，ステロイドを中止すると炎症が再発する。強い硝子体混濁まで至ることはないが，ぶどう膜炎の既往がなく白内障術後に反復する場合は晩期眼内炎を疑う（図4-28）。

4）内因性眼内炎（ハイリスク患者）―臨床経過と所見からの診断

　最近は白内障手術の進歩に伴い，全身状態の悪い（悪性腫瘍，重症糖尿病）患者に対しても，通常の白内障患者と同様に手術を行うことがある。手術に際し外因性眼内炎に注意することは言うまでもないが，内因性眼内炎（日和見感染

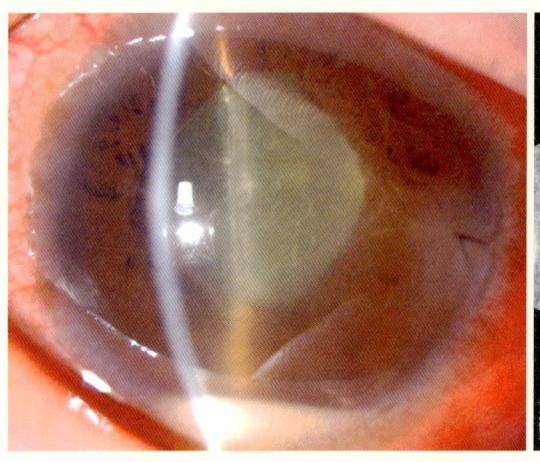

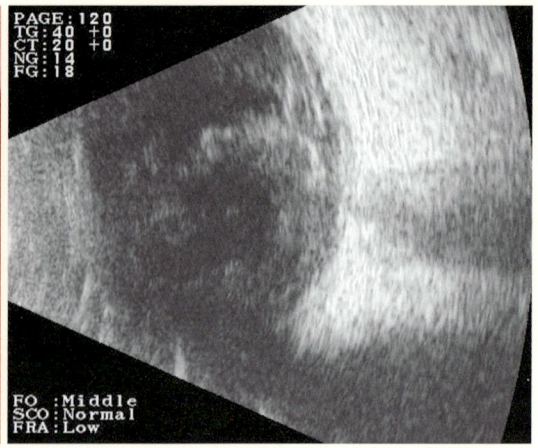

図4-26　腸球菌感染による眼内炎（術後3日目）
視力は手動弁に低下し，毛様充血，房水中の炎症細胞増多，前房蓄膿，フィブリンの析出が著明になり，眼底は透見できない。B-modeエコー所見では，硝子体から網膜へ炎症が波及している混濁所見（高輝度）が認められる。

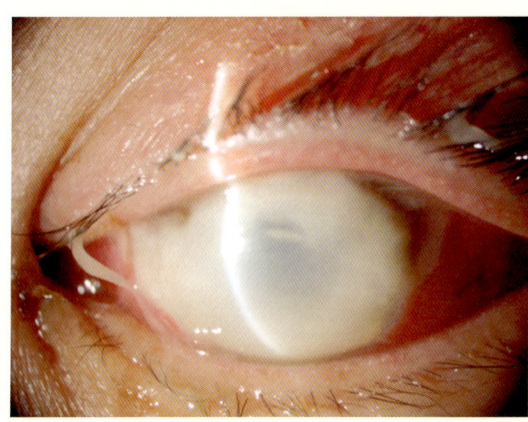

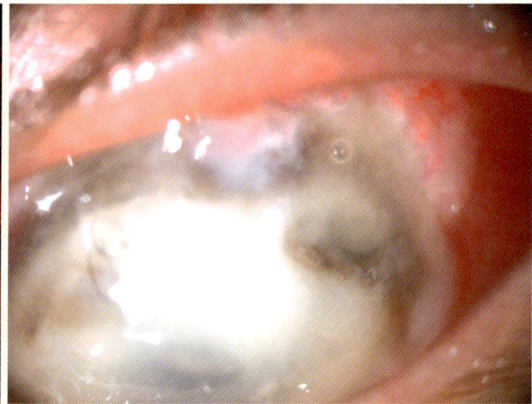

図4-27　ハイリスク患者の白内障術後眼内炎（外因性感染，術後10日目）
膠原病でステロイド内服中，近医で白内障手術を受けた。術後，緑膿菌による眼内炎を発症し，抗菌薬の点滴，硝子体注射を行ったが，効果がなく，当院来院時には全眼球炎に至り，強膜は融解し失明していた。感染の活動性がないことを確認し，眼球内容除去を施行した。

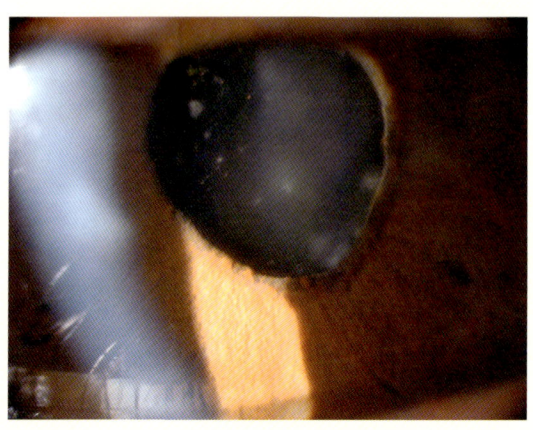

図4-28　晩期（遅発性）眼内炎
起炎菌は*Propionibacterium acnes*，*Staphylococcus epidermidis*，Corynebacteriumによるもので，術後1カ月前後に生じてくる。肉芽腫性ぶどう膜炎に似た所見で，眼内レンズの表面にも沈着物が増えてくる。水晶体嚢内に感染して，後嚢をYAGレーザー切開した後に発症することもある。ステロイドの点眼で炎症は軽快するが，ステロイドを中止すると炎症が再発する。

症）による眼内炎（血行性）にも注意しておく必要がある．免疫不全，肝膿瘍，中心静脈栄養の既往などのハイリスクに関する情報を把握しておくこと，白内障が進行し眼底が十分に観察できない症例では術前・術後の所見の詳細（B-modeエコー，眼底出血，硝子体混濁，前眼部炎症）を記録しておくことが重要である．

内因性眼内炎は血行性に感染が生じるため，脈絡膜に感染巣ができると，網脈絡膜炎による眼底出血の所見が認められる．術後，外因性の感染は手術の創口から感染するため前房内の炎症が先行するが，内因性の場合は前房内の炎症よりも脈絡膜，網膜硝子体の炎症が先行することが診断のポイントになる（図4-29）．

細菌性（主にグラム陰性菌）の内因性眼内炎は，脈絡膜から硝子体中に感染が広がると急速に進行するため，血液培養を必ず行い，抗菌薬の点滴の効果がない場合は全身状態が許す限り硝子体手術を早急に行う必要がある．起炎菌が真菌の場合は細菌性よりも緩徐に進行するが，抗真菌薬の点滴の効果がなく，硝子体に感染が広がり進行する場合は速やかに硝子体手術を行う．

b．起炎菌の同定

現在，白内障術後眼内炎の発症率は0.1%以下，2,000人に1人程度と報告されているが，頻度が低いからといって対策が疎かになると，実際に眼内炎が起きたときに混乱してしまう．いつ起きても迅速な対応ができるよう，危機管理体制を確立しておく必要がある．発症早期に起炎菌を同定することは困難であるが，検体の採取・培養，原因菌の同定，薬剤感受性などの検査を迅速に進めることが重要である．

c．眼内炎に対する治療戦略

1）早期（急性）眼内炎

白内障術後，早期眼内炎は対処を誤ると重篤な視力障害を残すため迅速な対応が必要である．抗菌薬による治療（①硝子体内注射，②点滴，③点眼）の効果がない場合は，一刻も早く硝子体手術治療を行う必要がある．急性の場合，①〜③の治療はほとんど効果がないことが多く，速やかに硝子体手術を行うことを勧める．大学病院では大きな手術が入っていて人手が不足し，手術開始までに時間がかかる（待たされる）場合がある．硝子体手術を行うまでに2時間以上かかる場合は，外来手術室で前眼部の手術を先に行う戦略もある．

早期眼内炎は，その強毒性のため短時間で角膜内皮の機能障害が進行し，デスメの皺や角膜実質の浮腫が悪化し，角膜の透見性が悪くなる．硝子体手術においては角膜の透見性が重要であり，前眼部の手術で前房内に抗菌薬を灌流させて前眼部に存在する菌を可能な限り洗浄するために，筆者は早期眼内炎の症例に対しては原則として眼内レンズの摘出を行っている．

洗浄は短時間ですませず，10分以上灌流させる．前房内にあるフィブリン塊は一度取り除いてもバリアが破綻しているため，すぐに張ってくる．洗浄は菌を物理的に除去するだけでなく，菌が産生する毒素も洗浄できるため組織の障害を抑えることができる．

2）早期（亜急性）眼内炎

急性眼内炎より時間的な余裕はあるが，基本的には急性眼内炎の治療に準じて対処する．CNSの感染でも炎症の程度に個人差があり，網膜にまで炎症が及ぶ場合がある．抗菌薬による治療効果がない場合は，耐性菌の感染を視野に入れて急性期同様に迅速に対処する必要がある．

3）晩期（遅発性）眼内炎

水晶体囊内で菌が増殖していることが多く，単純な前房洗浄だけでは軽快しない．眼内レンズの洗浄は十分行う必要があり，前部硝子体

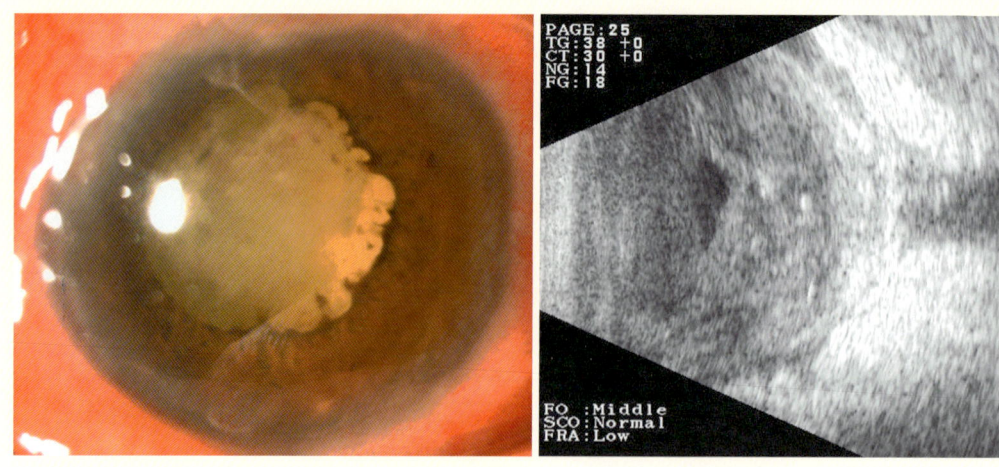

図4-29 ハイリスク患者の内因性眼内炎（左眼，発症4日目）
Klebsiella pneumonie（グラム陰性桿菌，左眼が多い）の感染による，肝膿瘍に続発した内因性眼内炎。脈絡膜に膿瘍が認められ，網膜硝子体に炎症が波及しているが，前房内の炎症の波及は遅れる（外因性感染より軽い）。

を切除して後嚢の一部を切開し，硝子体側からの洗浄も十分に行う。この方法でも再発する場合は，眼内レンズを摘出して，水晶体嚢を除去して縫着用眼内レンズを縫着している。

4）内因性眼内炎（ハイリスク患者）

　白内障手術と直接の因果関係はないが，ハイリスク患者に関しては周術期に発症しない保証はない。肝膿瘍は*Klebsiella pneumonie*（グラム陰性桿菌，左眼が多い）の感染が内因性眼内炎を引き起こすが，真菌性の緩徐な感染に比べ急速に進行することから，治療が遅れると数日で全眼球炎に至る。血液培養による菌の同定を急ぐと同時に，起炎菌がわからない場合は，一時的に広域の抗菌薬を点滴しながら硝子体手術を速やかに行う必要がある。感染初期でも結膜浮腫が出ている場合は全眼球炎に進行している可能性が高く，患者は激痛を訴えるため手術は全身麻酔でないとできなくなり，さらに強膜炎が進行し（強膜が脆弱になる），角膜炎まで進むと手術が難しくなる（図4-30）。

d．白内障術者が行える早期手術の手順

1）麻酔について

　炎症が強い場合は，虹彩毛様体炎による毛

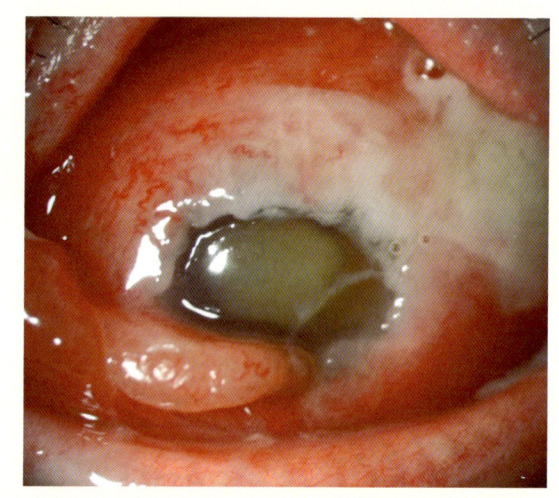

図4-30 ハイリスク患者の内因性眼内炎（左眼，発症10日目）
図4-29の症例の経過。真菌性の緩徐な感染に比べ急速に進行する。全身状態が悪く，手術による治療が行えないと数日で全眼球炎に至る。

様痛により激しい痛みを訴える。応急的に行う前房洗浄，眼内レンズ摘出の場合で，テノン嚢下麻酔（図4-31a）や球後麻酔を行っても痛みが抑えられないことがある。迅速に早期手術を行うためには局所麻酔の選択になるが，抗菌薬を混合した灌流液で前房内を10分以上洗浄していると，抗菌薬と洗浄による消炎効果で痛みが少し和らいでくることが多い。硝子体手術の場合は，毛様体扁平部の圧迫操作，レーザー

凝固などを行うため痛みの訴えが強いことから（特に全眼球炎），全身麻酔で行うことを勧める。

2）消毒について

起炎菌を同定するために必ず検体を採取し，培養を行う。消毒する前に結膜嚢の眼脂を採取しておく。急性眼内炎の場合，炎症が強いため，患者は眼を触るだけで激痛を訴える。点眼用4％キシロカイン®を点眼し，必要であれば点眼を追加しながら消毒を行う。皮膚の消毒は2倍希釈のイソジン®を用い，眼洗浄は32倍希釈のイソジンで洗浄する。

3）灌流液に混入する抗菌薬

緊急の現場においてはさまざまな混乱が予想される。そのなかで的確な指示を行う必要があるが，特に眼内洗浄に用いる抗菌薬は眼内組織に直接灌流するため，濃度を間違わないように注意しなければならない。

細菌性眼内炎の標準的な抗菌薬使用例は，バンコマイシンとセフタジジムをBSS（balanced salt solution）に混入する方法である。混入する量はBSS 500 mlに対しバンコマイシン10 mg，セフタジジム20 mgで，BSS中の濃度はバンコマイシン20 μg/ml，セフタジジム40 μg/mlになる。硝子体内注射，結膜下注射，点眼に用いる濃度はバンコマイシン10 mg/ml，セフタジジム20 mg/mlである。

イミペネムをBSSに混入する場合はBSS 500 mlに対し1.25 mgが標準であるが，これは至適濃度ではなく，筆者は5 mg（BSS中濃度10 μg/ml）を混入している。

アミノグリコシド系抗菌薬は組織毒性が強く，特に網膜毒性が強いため，起炎菌がわからない時点（腸球菌への効果なし）での使用はしていない。

4）前房洗浄

感染した菌を同定するため，抗菌薬を混ぜていないBSSで洗浄を始める。初回手術時に作った創口は閉じていないことから，まず前房水を綿棒で採取し（図4-31b），洗浄中に吸引したBSS，摘出した眼内レンズ，水晶体嚢は培養検査に出す。抗菌薬を混入したBSSに換えて，30分程度断続的に洗浄して前房内の炎症を鎮静化させることが重要である。繰り返しになるが，炎症が強い場合，局所麻酔の効果はかなり弱く，患者は激痛を訴えるが，洗浄による消炎効果で痛みが軽快する。

最初はフィブリンが隅角，虹彩，眼内レンズの表面に張り，剥がすことが難しいが，焦らずに灌流液をしばらく流していると，徐々に剥がしやすくなってくる。シムコ針があると，灌流と吸引（マニュアル）が同時に行えるので有用である（図4-31c→d）。

5）眼内レンズの摘出

早期眼内炎（急性，亜急性）の場合，眼内レンズは必ず摘出する。ソフトマテリアルの眼内レンズは前房内で切断して小切開創から摘出できるが，視認性が悪い場合は切開創を広げて摘出する（図4-32a）。

6）水晶体嚢の除去

早期眼内炎（急性，亜急性）の場合は水晶体嚢を摘出する。炎症によってチン小帯は脆弱になっているので，眼内レンズを摘出した後，前嚢鑷子で前嚢を把持して牽引するだけで毛様体から外すことができる。症例によっては嚢に入ったまま摘出できる（図4-32b）。

7）前部硝子体切除

前部硝子体の切除は硝子体手術装置がなくても行える。前房内に結膜剪刀を入れて硝子体を切除できる（図4-32c）。創口から脱出している硝子体をMQAに絡めてゆっくり牽引しながら，前房内の硝子体の切除（スポンジビトレクトミー）を進める（図4-32d）。眼圧が低下してきたら，抗菌薬を混入した灌流液を入れて眼圧を上げる。

創口から脱出した硝子体は，MQAに絡めてゆっくり牽引しながら切除し，創口から脱出し

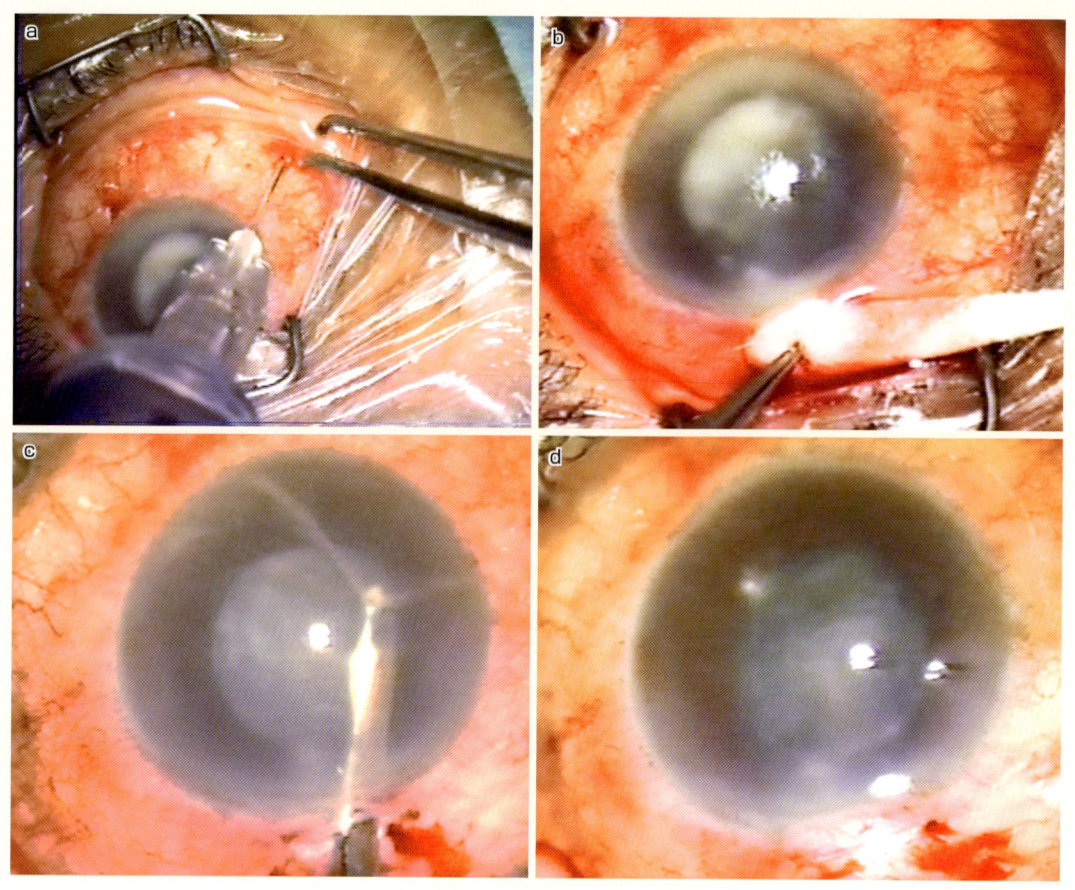

図4-31　前房洗浄の実際（麻酔，洗浄操作）

応急的に行う前房洗浄．眼内レンズ摘出の場合はテノン囊下麻酔(a)を行うが，炎症が強い場合は虹彩毛様体炎による毛様痛のため激しい痛みを訴える．白内障手術時に作った創口は閉じていないことから，まず綿棒で前房水を採取し(b)，洗浄初期に吸引したBSS（抗菌薬未混入）は培養検査に出す．続けて抗菌薬を混入したBSSで30分程度，断続的に洗浄する．前房内の炎症が鎮静化してくると，痛みも軽快することが多い．
最初はフィブリンが隅角，虹彩，眼内レンズの表面に張り，剥がすことが難しいが，焦らずに灌流液をしばらく流していると徐々に剥がしやすくなってくる(c)．シムコ針があると，灌流と吸引（マニュアル）が同時に行えるので有用である(c→d)．

ない状態になるまで繰り返す（図4-33a→b）．硝子体がある程度切除できたら，シムコ針を挿入して抗菌薬を混入した灌流液を灌流させる．この際，灌流液は創口からリークするため無理に吸引は行わず，この状態でしばらく灌流状態を保てば洗浄効果が期待できる（図4-33c）．最後に創口を縫合して終了する（図4-33d）．

【症例】術前視力0.7．近医で白内障手術を受け（手術は午後），術後2日目の午後に眼内炎を疑い（起炎菌は腸球菌），3日目の朝に前房蓄膿を認め，午前中に当院に来院．直ちに外来処置室で前述した手術を施行（イミペネム 10 μg/ml濃度の灌流液で洗浄），夜に硝子体切除（硝子体茎離断術）を中央手術室で施行．網膜まで炎症が及んでいたが，3カ月後に眼内レンズ縫着を行い，矯正視力（1.0）まで回復した．

e．硝子体手術

眼内炎の硝子体手術はさまざまな悪い条件が重なるため，豊富な経験と高い技術力が要求される．経験がない術者が対応するにはリスクが大きいため，可能な限り経験のある術者の指導のもとで行うことを勧める．眼内炎はほとんどが臨時手術になるため，助手や外回りのス

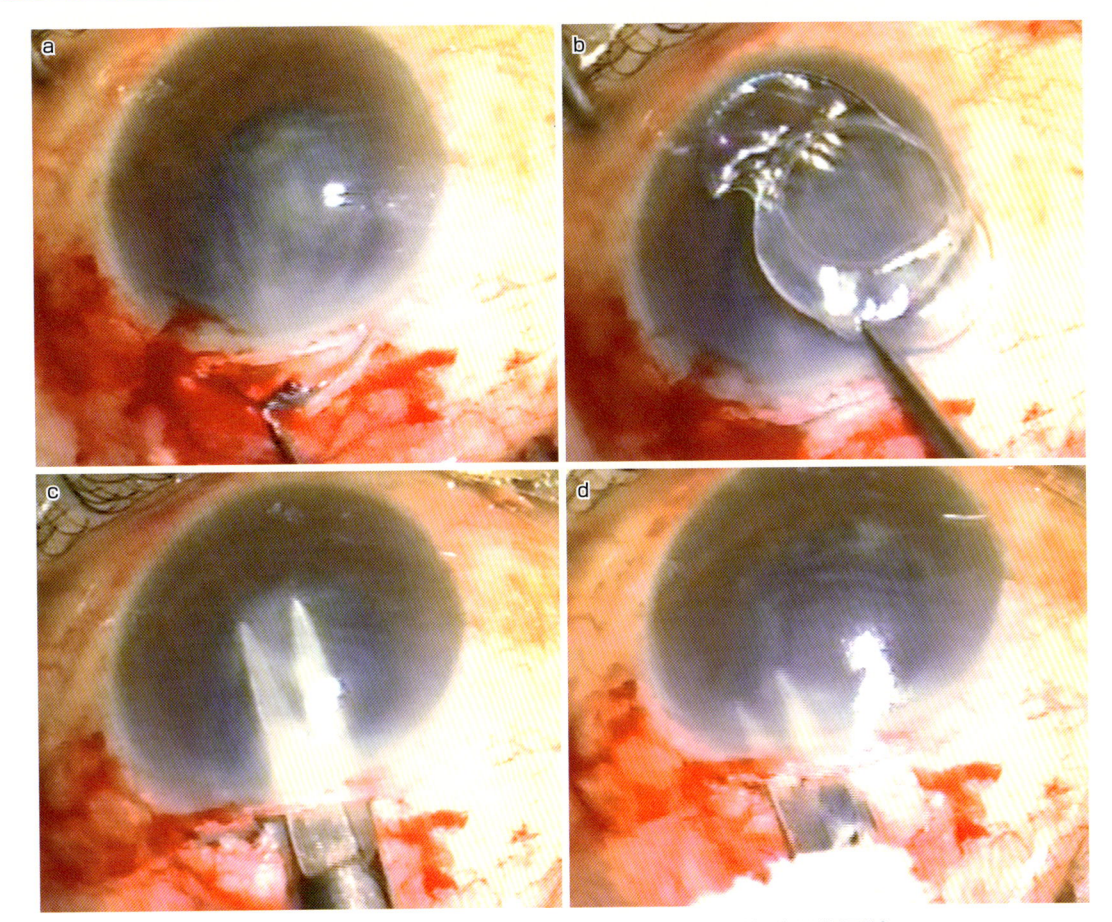

図4-32 前房洗浄の実際(眼内レンズの摘出,前部硝子体切除)

早期眼内炎(急性,亜急性)の場合,眼内レンズと水晶体嚢は必ず摘出する。ソフトマテリアルの眼内レンズは前房内で切断して小切開創から摘出できるが,視認性が悪い場合は切開創を広げて摘出する(a)。炎症によってチン小帯は脆弱になっているので,眼内レンズを摘出した後,前嚢鑷子で前嚢を把持して牽引するだけで毛様体から外すことができる。症例によっては嚢に入ったまま摘出できる(b)。前部硝子体の切除は硝子体手術装置がなくても行える。前房内に結膜剪刀を入れて硝子体を切除する(c)。創口から脱出している硝子体をMQAに絡めてゆっくり牽引しながら,前房内の硝子体の切除(スポンジビトレクトミー)を進める(d)。眼圧が低下してきたら,抗菌薬を混入した灌流液を入れて眼圧を上げる。

タッフが不慣れなことが多い。筆者はなるべく1人で手術が進行できるよう20Gシステム,同軸照明付きレーザープローブ,27Gツインシャンデリア照明を必須器具として揃えている。前述したが,急性眼内炎の場合,局所麻酔(球後麻酔)が十分入っていても激痛を訴えることがほとんどで,患者の負担,術者のストレスを軽減するために全身麻酔で行うことを勧める。

急性眼内炎の手術では,徹底的な手術を行わないと術後にさまざまな合併症を起こしてしまう。強膜輪状締結,後部硝子体剥離,硝子体基底部の硝子体切除とレーザー光凝固を必ず行う。原則としてシリコーンオイルは入れない方針だが,非常に強い網膜炎が広範囲にあり,術後に壊死性に網膜裂孔の形成が予測できる場合はシリコーンオイルを入れておく。

シリコーンオイルを入れる場合,置換する前に前房内を低分子量ヒアルロン酸ナトリウムで満たしておくと,術後早期に前房内に流出して角膜内皮へ接触することを防ぐことができる。実際には炎症により瞳孔にフィブリンの膜が形成され眼底の観察は難しくなるが,術後2週間程度は隔壁になり,シリコーンオイルの脱出を防いでくれる。この間,透見が悪く詳細な眼底

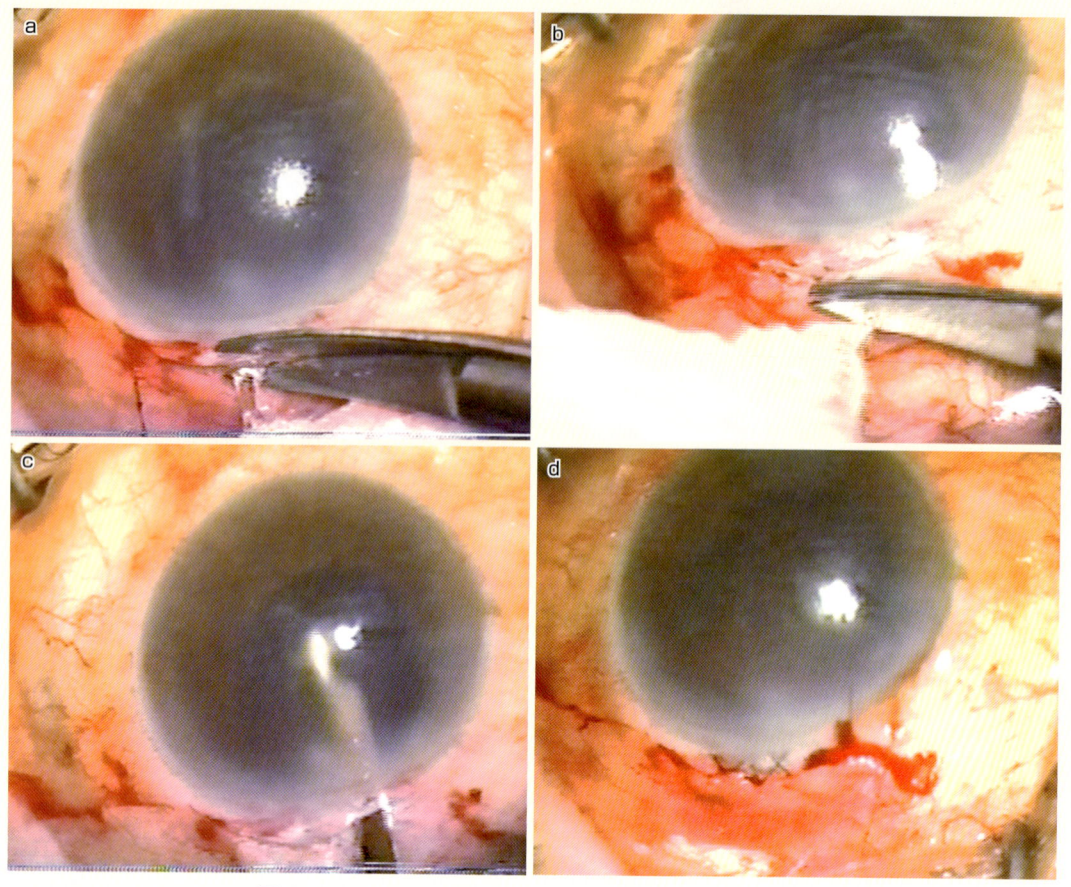

図4-33 前房洗浄の実際（前部硝子体切除後の操作）
創口から脱出した硝子体はMQAに絡めてゆっくり牽引しながら切除し，創口から脱出しない状態になるまで繰り返す（a→b）。硝子体がある程度切除できたらシムコ針を挿入して，抗菌薬を混入した灌流液を灌流させる。この際，灌流液は創口からリークするため無理に吸引は行わず，この状態でしばらく灌流状態を保つだけで洗浄効果が期待できる（c）。最後に創口を縫合して終了する（d）。

の観察はできないが，シリコーンオイルが入っていない場合はB-modeエコーを併用して経過を観察しておく。

　眼内炎の症例に対して経験の少ない術者が起こしやすい合併症として，医原性の脈絡膜剥離や網膜剥離がある。急性眼内炎の場合，毛様体周囲はフィブリンの膜が形成されており，インフュージョンカニューラの先端の確認が難しく，硝子体腔の中に入っていないことがある。カニューラの先端が強膜下に入った状態のまま灌流液を流すと，医原性の脈絡膜剥離を起こしてしまう。また，炎症により白濁した基底部の硝子体の切除は網膜が透見できないため難しく，基底部の厚さの見当を誤ると網膜の裂孔ができる。

　このように白内障術後の眼内炎の経過は，感染した細菌，患者の全身状態によって大きく変わる。また，視力予後は菌の毒性，感染経路，治療開始の時期，手術治療の時期などの影響を大きく受けるため，日常臨床における眼内炎に対する危機管理体制と，発症した際の冷静な判断，迅速な対応が要求される。

（永原　幸）

5 特殊な状況下での白内障手術

1 硬い核

　硬い核の症例が難しい理由は，割りにくい，核が大きいなど，硬い核そのものの処理だけでなく，散瞳が悪い，チン小帯が弱い，高齢などの他のファクターが合併していることや，内皮保護に通常の症例以上に気を遣わなければいけないことが挙げられる。

　したがって，こういった症例のポイントは基本に忠実な手技であるが，もう少し具体的には以下に挙げるような各プロセスの確実な遂行ということになる（表5-1）。

a. 視認性の確保

　初めに面倒くさがらず，核の上の皮質をある程度きれいにしておくことが大切である。このときは水晶体内容物が詰まっており，かつ開放吸引なので，吸引流量を低めにしておかないと前房内の水をグングン吸ってしまい，前房が虚脱してしまう。ここでは開放吸引しかしないので，最大吸引圧や超音波パワーは関係ない。虹彩や前嚢誤吸引時のリスクを抑えるために低くしておくべきであろう。

　さらに，できれば線維細胞層を吸っておくと，より視認性が上がり，核の回転もより容易になる[1]。

b. 溝掘り

　ここも開放破砕だけなので高い吸引圧は必要ない。むしろ高くすると，間違ってチップ先端を閉塞させてしまったときに対側のチン小帯に急激に負担がかかってしまう。

　そして，いつもの早さでチップを前進させると，削るスピードが手の動きについていかずに核を押してしまい，やはり手前のチン小帯に負担をかけてしまう。したがって，しっかり削れるように超音波パワーは高めにし，チップの前進はゆっくりと行う。特に核中央の深い部分は最も硬いので，感覚としては，その場でじっとしてるだけで核が削れる分だけ勝手にチップが進んでいく，という意識でよい。

　そして，スリーブが潜れるだけの幅は確保しつつ，できるだけ細く深い絶壁状の溝を掘る。その方が次の分割操作のときに力が有効に伝わるからである。

c. 分　割

1）第1分割

　まず第1分割であるが，ここが一番のハードルで，かつ大切なプロセスである。ここがいい加減だと，後にいくほどドンドンこじれるので決して手を抜かないこと。

　ポイントは3つある。1つ目は，必ず核の底，一番深いところが割れるまでやめない，ということである。そのために力を加える方向を考える必要がある（図5-1a,b）。

表5-1 硬い核で意識すべき手術行程

- 分割手技の視界に入る可能性のある皮質をクリーンアップしておく
- 深くて細い溝掘り
- 全層にわたる確実な分割
- 分割された核片の大きさの適切化
- 核片の最適な部位の捕獲
- チップ先端における核片の挙動のコントロール
- サージへの注意

a. 核の下面を要とする扇形に開いてしまうと、核底が割れずに残ってしまう。

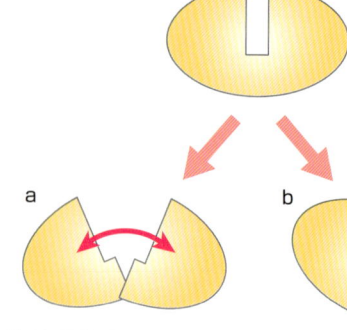

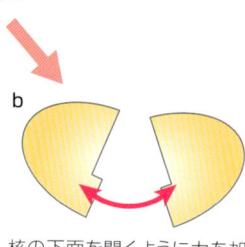

b. 核の下面を開くように力を加えると、核底が確実に割れる。

図5-1 第1分割時の力の加え方。

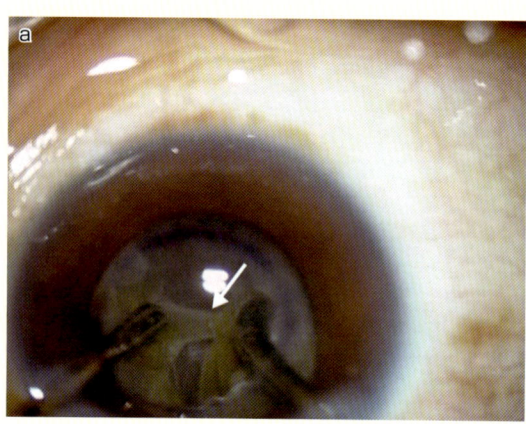

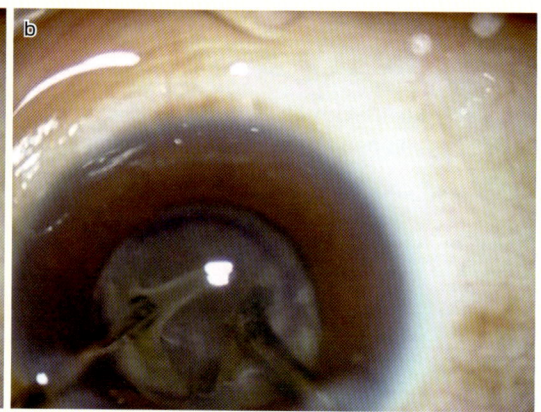

図5-2 確実な核分割
a. 核底の一部が割れずに残ったまま(矢印)、次の操作に進んではいけない。
b. 核の全長にわたって確実に全層割ることが大切である。

　溝を掘った後、図5-1aのように割ってしまうと、その後いくら大きく左右に開いても、扇形に核上面の角度が開くだけで、力が底部を割る方向に働いてくれない。それに対して、図5-1bのように力を加えると核底部が確実に割れる。そのためには、チップや器具をできるだけ溝の深い位置(底)に当てがって開くことがポイントである。全層割れたように見えても、割れずに残っているケースもよくみられる(図5-2a)。これをそのままにして次のプロセスに進むと、後の操作がスムーズに進まない。特に硬い核は真ん中の部分が最後まで残ることが多いが、全長にわたって確実に全層割れていることを確認する(図5-2b)。

　2つ目は、2つの器具を開いて、すぐに割れなくても、しばらくその位置で待つことである。器具の分割操作の力は全て核分割として伝わるのではなく、チン小帯や嚢の伸展、器具そのものが核や皮質にめり込むことにも吸収されてしまう部分もあり、残りが核分割に作用する。その間、実はタイムラグがあるので、その間は開いたまま待たなければ、割れる前に操作をや

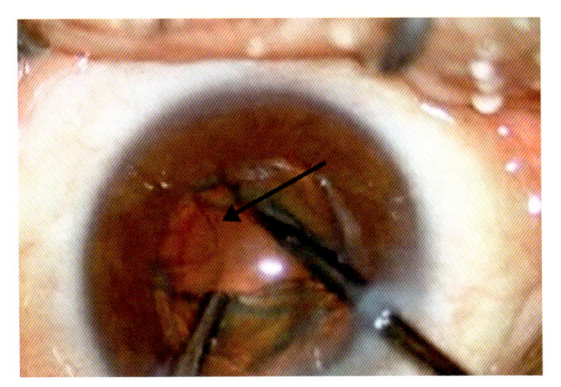

図5-3　epinucleusを裂く
核分割の勢いを利用して，epinucleusに裂け目を入れると（矢印），後嚢下に灌流液が回り，核の回転操作が一気に容易になる。

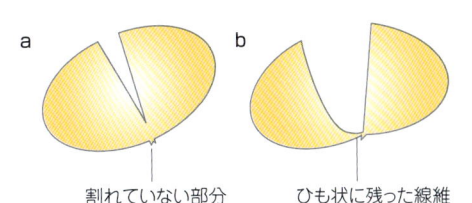

a　割れていない部分
中央の深い部分は水晶体線維が特に強固で，割れずに残ることが多い。

b　ひも状に残った線維
分割がほぼ完成したようでも，ひも状の線維が残ってつながっていることもある。

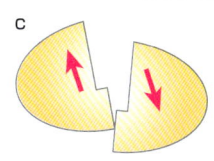

c　aのようなケースでは，左右に開くだけでなく，上下に引き裂くように力を加えることで容易に分割が完成する。

図5-4　硬い核の不完全な分割

めてしまうことになる。さらに，できれば核分割の勢いでepinucleusを裂いておくと，後嚢下に灌流液が回って，核回転操作が容易になり，その後の操作が有利に運べる（図5-3）。

3つ目は，分割操作のときには水晶体の繊維走行を考慮することである。これは主にPhaco Chop法で割る場合に大切な知識であるが，詳細は2章-6の項に譲る。

2）第2分割以降

次に第2分割以降であるが，これは第1分割より難しくはないものの，やはり核の真ん中の線維が粘って，切れずに残ることがしばしばみられる。それには真ん中が割れてないケースと，割れてるが，ひも状に残った線維でしつこくつながってるケースがある（図5-4a,b）。図5-4aのようなケースでは，切れていない水晶体線維がかなり強固な場合なので，この状態から再度水平方向に開いても核片は蝶番状に動き，分割の力は作用しない。このようなときは上下の三次元的な動きを加え，捻るように切ると線維の弱い部分が耐えられずに切れることが多い（図5-4c）。

また図5-4bのようなケースでは，どの方向に力を加えても，残った線維を軸にほかの部分がフラフラ動くだけなので，チョッパーなどで直接切断するか，超音波チップでこの部分を乳化吸引すると状況を打開できる。

さらに困った場合は，超音波チップを抜きOVDを注入した後，2本のフックやフェイコチョッパーで挟んで割るという裏技も有効である。片方のフックをうまく核の下に潜らせれば，より確実に割れる（図5-5）。

d．分割後の操作の注意点

分割後も，内皮保護のために核の取り扱いに注意が必要である。通常は，分割したあとは，核片をすぐに中央に引きずり出して乳化吸引した方が術者は楽なのだが，硬い核は大きくて断端も尖っていることが多いため，引きずり出す前に，その場（嚢内）でできるだけ小さくしておいた方がよい。

中央に寄せてきた後も，硬い核片は吸引中に

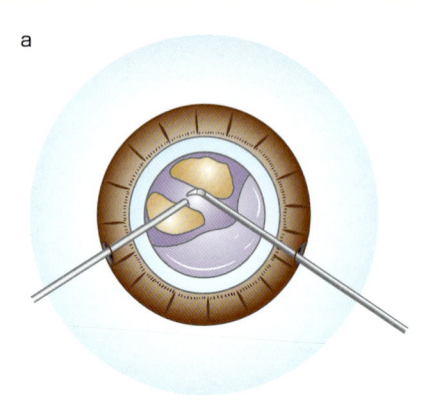

超音波チップを眼内から抜去し，OVDを注入した後，2本のフックで挟んで割る方法も有効である。

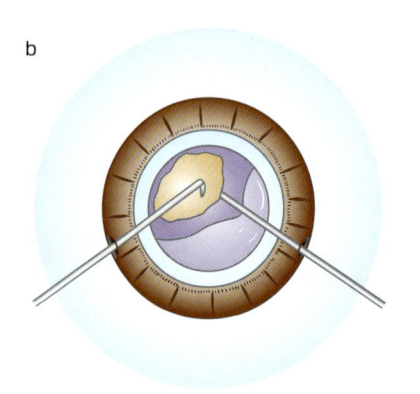

その際，核の下にもOVDを注入し，一本のフックを核の下に潜らせると容易に割れる。

図5-5　より簡単な硬い核の分割方法

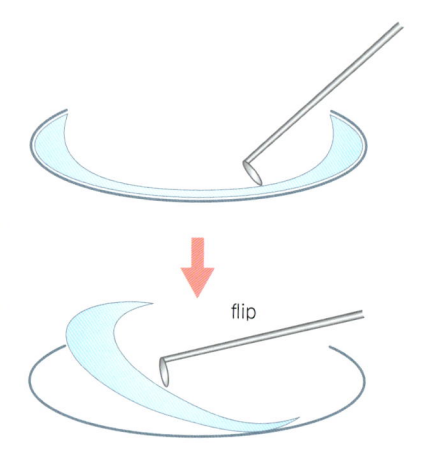

図5-6　硬いepinucleusの処理法
変形しにくく，水晶体嚢に張り付いたエピヌクレウスは，OVD下にフックで引っくり返すと簡単に処理できる。

思わぬ回転挙動により内皮を障害することがあるので，注意が必要である。また，マイクロパルス発振のDuty cycleを落としても，核を弾きやすく，吸引に苦慮することもある。そのようなときは，核片をフックでチップ先端に押しつけてクラッシュするとよい。このときは強く抑えなくても，核が弾かれないように添えておくだけで十分である。

e．核処理が終わった後

核の処理が終わった後も，核の硬い症例では課題がいくつか残る。epinucleusも硬いことと，往々にして後嚢が非常に薄いケースがあることである。

硬いepinucleusは，カプセルにピッタリと張り付いており，吸引で引っ張っても変形して倒れてこないため処理に苦慮することがある。このようなときは，I/Aチップを一旦抜去してOVDを注入してから，シンスキーフックなど細い器具でフリップ（反転させる）できれば一気に簡単になる（図5-6）。図のように，カプセルとフィットしている状態を崩してやると停滞

図5-7 嚢からはがした後のepinucleusの処理法

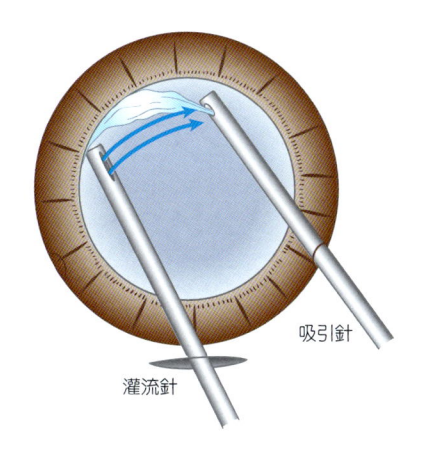

a 固く板状のepinucleusには下から上に浮力が働くため，吸引口を上に向け，下から吸引すると効率が悪い。

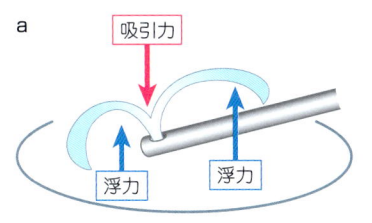

b 吸引口を下に向けて上から吸引すると浮力にアシストされる形になり，効率良く吸引できる。

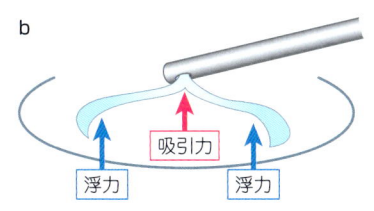

図5-8 後嚢が薄いときの皮質吸引

bimanual法で，灌流液で後嚢を押し下げつつ，灌流口から吸引口へ向かう水の流れに乗せて皮質を吸引すると，後嚢を吸引することなく効率良く行える。

した状況を打開できる。

また，フリップした後も，このような固くて薄い板状のものには吸引力以外に大きな浮力が働くため，通常の皮質吸引時のように吸引口を上に向けて吸っていると，浮力はそれと反駁する上向きなので効率が悪い（図5-7a）。このようなときは，吸引口を下に向けて上から吸引すると浮力と吸引力が同じ向きになるため，効率良く一気に吸引される（図5-7b）。

最後に，後嚢が非常に薄いときの残留皮質であるが，灌流液の流れを有効利用する。このようなケースでは後嚢のテンションが低いため，吸引流量や吸引圧を上げると，皮質よりも先に後嚢が吸引口に入ってきやすく，後嚢を破ってしまいかねない。そこで，bimanualにより吸いたい皮質を挟んで，吸引口の対側から灌流液を流すと，灌流口から吸引口へ向かう水の流れに乗って，吸引力以上の力で皮質が吸引口に誘い込まれてくる（図5-8）。　　　　（大内雅之）

【文献】
1) 松尾健治：水流核皮質分離を行わない超音波乳化吸引術（Non-hydrodissecting phacoemulsification and aspiration）．水晶体線維細胞層除去術（Removal of lens fiber cells）．IOL & RS 21：437-440，2007

2 浅前房

a．浅前房眼が難症例である理由

　白内障手術において，術操作は角膜内皮面から後嚢までの限られたスペースでそれぞれを損傷することなく施行しなければならないため，浅前房症例は白内障手術が進歩した現在においても超音波白内障手術が困難な代表例となっている。角膜内皮面および後嚢の近くで術操作を行うこと自体も手術を困難にするが，浅前房症例の問題点はそれだけにとどまらない。多くの場合，ほかにも問題点を合併していることが多いため，まず術前に浅前房を認めたら，その原因を検索し，それぞれに対する対策をプランニングする。特に，ほかの症例に比べてチン小帯脆弱例が多いため，これを見逃さないように注意することが必要である。術前からそのことを認識している場合とそうでない場合では，物心とも準備に差が出る。また術前の患者への説明に関しても重要である。

b．浅前房の原因

　浅前房の原因はさまざまであるが，術前から浅前房を認める代表的な症例として閉塞隅角緑内障が挙げられる。本症例は白内障手術時にチン小帯が脆弱であることが多い。チン小帯脆弱化によって水晶体が前方移動することにより眼圧上昇をきたして緑内障発作を生じている，または緑内障発作により眼組織が障害を受ける一環としてチン小帯が脆弱化している，もしくはその両方が病態として可能性がある。また，レーザー虹彩切開術を施行されている症例も少なくなく，このこともチン小帯の脆弱化の原因となっている。さらに，このような症例では角膜内皮細胞密度が減少している可能性もあり注意を要する。

c．手術の実際

1）創口作成

　浅前房眼の創口作成時の問題点として，角膜内皮面と虹彩の距離が近いことが挙げられる。このような場合，切開創作成時にスリットナイフで虹彩や水晶体を損傷してしまうことがある。また術中や術後に創口に虹彩が嵌頓しやすく，虹彩損傷や瞳孔偏位などの合併症の原因になり得る。そのため通常よりも内部切開線を角膜中央寄りに作成する必要がある。ただし内部切開線のみを移動すると，結果的にトンネルが長くなりすぎて，その後の術操作が困難になる。したがって，外部切開線も角膜輪部近傍まで移動させる（図5-9）。

　この場合は角膜切開も有用である。スリットナイフを前房内に刺入させたら一度スリットナイフを抜いて，OVDを前房内に注入させて前房を深くする。その後に先ほど作成途中の創口をスリットナイフで完成させる。また，サイドポートは虹彩面に平行になるようにやや長めに作成する。

2）前嚢切開

　前述の通り，浅前房眼の創口作成時の問題点として角膜内皮面と虹彩の距離が近いことが挙げられるが，このことは前嚢切開を行う際にも注意を要する。CCCで使用するチストトームの角度は通常とは異なり，先端を短くし，各部位の角度をつけるようにする（図5-10）。このようにすると角膜内皮面にチストトームが触れることなく，安全に術操作を行うことができる。

　前房が浅いことによるCCCの問題点はこれのみではない。浅前房症例では水晶体前面の曲率が強いことが多く，前嚢切開線を周辺に流そうとする力が通常よりも大きいため，CCCが

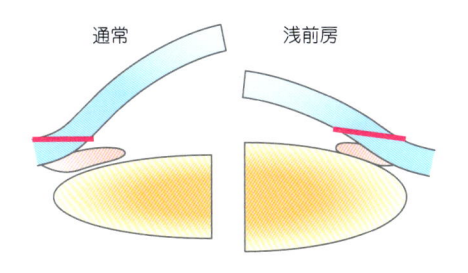

図5-9 浅前房症例に対する切開創作成
外部切開線, 内部切開線ともに, 通常よりも角膜中央部寄りに作成する(赤線)。

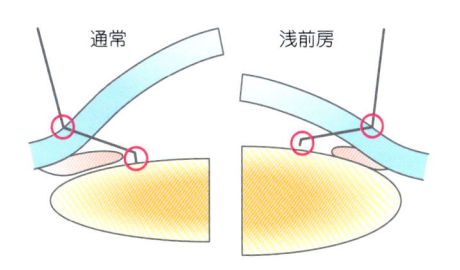

図5-10 浅前房症例に合わせたチストトーム
浅前房眼に適しているチストトームの角度は通常とは異なり, 先端を短くし, 各部位の角度をつける。

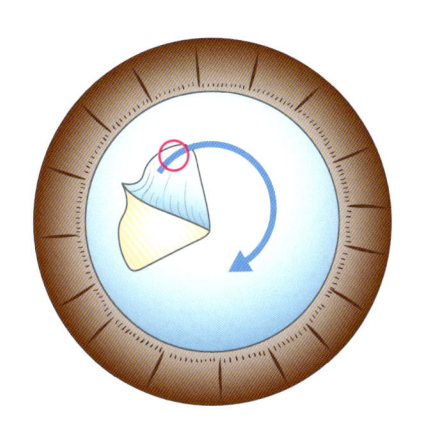

図5-11 適切なOVD追加位置
OVDは, これから前囊切開線を進めていく予定部位に追加する(○)。

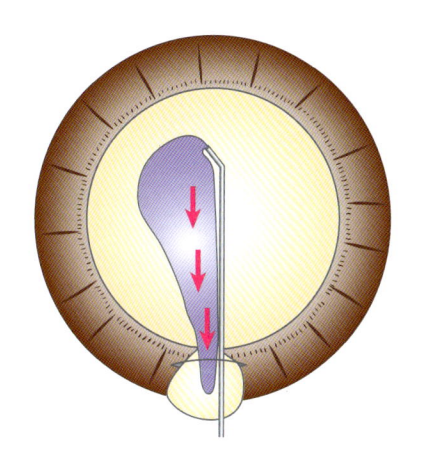

図5-12 viscoadaptive型OVDにてCCCを行った後のhydrodissection
水流を用いて創口付近のOVDをまず眼外に流し出してから, 弱い力でゆっくりとhydrodissectionを行う。

周辺に流れやすい。前囊にかかるこの力を抑えるために, viscoadaptive型OVDを適量, 前房内に注入して行う。この際に, これから切開線を進めていく予定部位を中心にOVDを注入することにより, 切開線が進む部位の相対的水晶体圧を下げるようにする(図5-11)。

3) hydrodissection, hydrodelamination

前房を保つためにviscoadaptive型OVDと凝集型OVDを用いてCCCを行った後にhydrodissectionを行う際には, 急激な前房圧の上昇への注意が必要である。hydrodissectionはサイドポートではなく創口から行い, 水流を用いて創口付近のOVDをまず眼外に流し出してから, 弱い力でゆっくりとhydrodissectionを行うようにする(図5-12)。

ここでは後囊側まで水流を回す必要はなく, 前囊と水晶体皮質の分離ができれば十分である。浅前房症例ではチン小帯が脆弱であることが多いため, このときにできればhydrodelaminationも施行した方がよい。この処理を行っていることによって, その後の水晶体処理を水晶体囊から独立して施行可能になる。

4) 水晶体処理

水晶体を処理する際に浅前房眼で問題にな

る点は，前述の通り，チン小帯脆弱を合併している可能性があることである（チン小帯脆弱時の術操作については他項目を参照されたい）。核分割を行う前に，まず前囊切開の範囲内の水晶体皮質を吸引除去する。これは術操作を行うためのスペースを確保するためである。その後に核処理を行っていく際には水晶体が厚くなっていることが多いため，溝掘りを行うときなどに深さを見誤らないよう注意が必要である。

d．術中に浅前房になる症例

術前に前房深度が深い症例であっても，さまざまな要因で術中に前房が浅くなることがある。

1）灌流不全

①灌流液の供給が不足している場合

超音波白内障装置のボトル高が吸引圧や吸引流量などの設定値に対して低すぎる場合には，灌流液の供給が不足することにより浅前房化をきたす。また，スリーブの大きさに対して創口が狭すぎると，灌流液の流れを止めてしまうこと(kinking)により前房は浅くなってしまう。この場合は速やかに適切な大きさに創口を拡大する必要がある。

②灌流液の漏出が過多な場合

kinkingを生じるときとは逆に，スリーブに対して創口幅が大きすぎる場合には灌流液の漏出をまねき，前房は浅くなる。IOLを挿入するために創口拡大した後のOVD除去時には同症状を呈するため，鑷子で創口を抑えて除去を行う。水晶体処理時に同様の症状を呈する場合は，創口を一部縫合して切開幅を調節する。

2）高硝子体圧

疼痛が強いときや極度に緊張しているときには，強く閉瞼しようとするために硝子体圧が上昇してしまう。この場合には麻酔薬や鎮静薬などを用いて適切に対処する。　　　　（柴　琢也）

3 水晶体脱臼

a．基本的な考え方

水晶体亜脱臼例（以下，亜脱臼例）はきわめて特殊な白内障例の一つであり，通常の白内障例の経験の範疇に収まる対象ではない．選択肢としては，ICCE（経毛様体扁平部or経角膜輪部水晶体切除を含む），ECCEを行った後にIOLを縫着するのが標準的であるが，これとてもその経験が十分にある術者は限られている．

特殊な術式として，カプセルエキスパンダーや水晶体嚢縫着リングを使う手技も報告されている．いずれもきわめて特殊な方法であり，手技の難易度も高く，その有用性に関しては今後の評価を待つ必要があり，本書では割愛する．

b．標準的ICCE

従来のICCEの標準術式は，水晶体をクライオプローブに接着させて引きずり出す方法であるが，亜脱臼例では水晶体の表面をある一定時間，乾燥した状態に保つことが困難なので，この方法は適応できない．

亜脱臼例はそもそもチン小帯が脆弱または断裂していることがその原因となっているので，十分な大きさの切開創さえ作成すれば，水晶体を引きずり出すこと自体はそれほど難しいことではない．ICCEの問題点は水晶体の娩出よりもむしろ，その後の過程で大量に脱出した硝子体を適切に処理することの難しさにある．以下，手順を述べる．

1）切開創の作成

①ICCE用切開創（図5-13）

12時中心で円蓋部基底の結膜切開を作成し，テノン嚢下麻酔3mlを赤道部を超えて投与する．120°以上，または12.0mm以上の輪部に沿った強角膜切開を作成し，前置糸を3本かけ

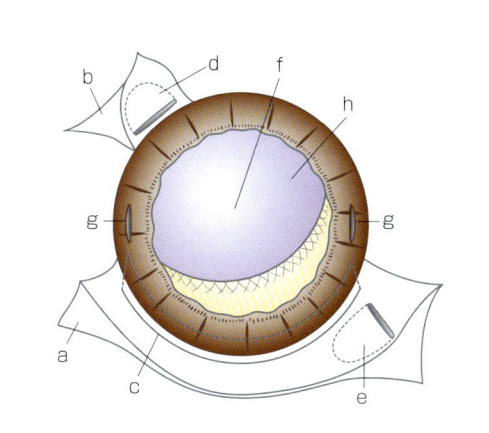

図5-13　コンベンショナルなICCE（＋縫着）の切開創
- a．幅広い結膜切開（片ヒンジではなく両側でラディアルの切開を入れる）．
- b．下方縫着サイトの結膜切開．
- c．120°以上，約12.0mmの輪部強角膜切開．
- d．下方の縫着用ラディアルポケット．
- e．上方はメディアルポケットとする．
- f．亜脱臼した水晶体．
- g．A-vit用に2.0mm弱で対角に作成した角膜サイドポート．
- h．娩出前に前房内をビスコートで満たしておく．

る．角膜サイドポートは硝子体切除に使用するので2.0mm弱で作成し，前房内をビスコート®で全置換する．

②縫着用ポケット（図5-13d,e）

下方の縫着サイトは，結膜切開後にテノン嚢下麻酔1.0～2.0mlを投与し，幅約4.0mm程度のラディアルポケットを作成する．ポケットのトンネル作成には直のクレッセントナイフが便利である．上方の縫着サイトは，メディアル方向に曲りのクレッセントメスで作成する．

2）水晶体娩出（図5-14）

ビスコートを追加して前置糸をたるませて整理し，レンズループで水晶体を掬い上げ，その

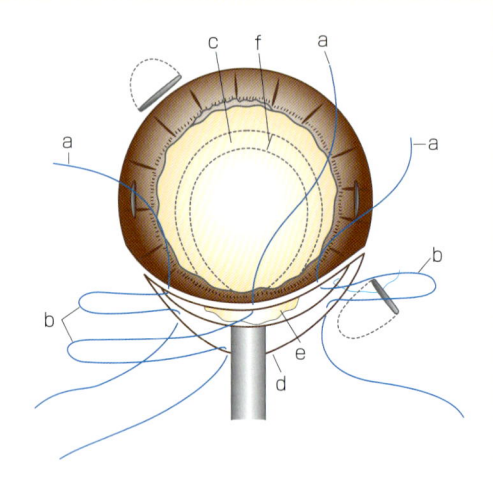

図5-14 前置糸とICCE
a. 9-0シルクの前置糸を3本通糸しておく。
b. 大きくたるませて，水晶体娩出の邪魔にならないようにしておく。
c. レンズループを水晶体の後ろに挿入して，水晶体を少し持ち上げ，
d. 切開創の中心を少し押し下げるようにして，
e. 水晶体が切開創から出はじめたら，
f. ループでしゃくり上げるように水晶体全体を引きずり出す。

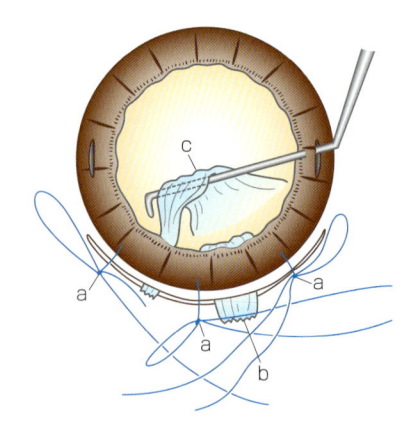

図5-15 切開創の処理
a. 脱出硝子体を無視して，とりあえず9-0シルクを仮結紮してしまう。
b. 糸を間違って切らないように，可能な限りスポンジビトレクトミー(p.80図4-10a〜c参照)を行う。
c. サイドポートからワイピングで硝子体線維を瞳孔領域中央に戻しておく。

まま外に引きずり出す。可能な限り脱出硝子体を戻しつつ前置糸を仮結紮し，虹彩の変形を頼りにワイピングを行って，硝子体線維を前房中に引き戻す（図5-15）。以降の過程はIOL縫着と同じとなるので，4章-1(p.80〜84)を参照されたい。

c．小切開ICCE

超音波白内障手術の経験が十分あり，かつチン小帯脆弱が全周性で硝子体脱出を伴うほどではない，という前提のもとに，PEAに準じた方法で小切開のICCEとIOL縫着が可能である。

1) 切開創作成

通常のIOL縫着に従って，切開創の作成と麻酔を行っておく（図5-16）。

2) 核娩出

二手法でフックを活用して可能な限り大きな

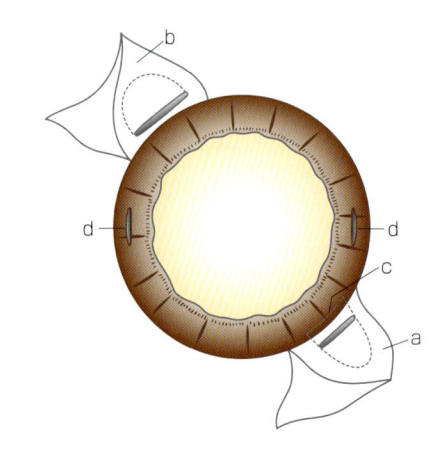

図5-16 小切開PICCE+IOL縫着の切開創デザイン
a. 上方サイト。白内障摘出と縫着用ラディアルポケット。
b. 下方サイト。縫着用ラディアルポケット。
c. 2.8 mm強角膜切開創。
d. 2.0 mm弱の角膜サイドポート（3時-9時）。

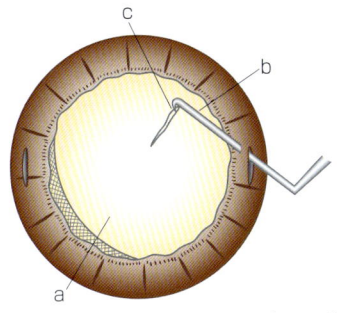

a. 前房内をビスコートとヒーロン V® のソフトシェルにしておくと，水晶体の偏位が緩和される。
b. きっかけは針で行いつつ，チン小帯の脆弱度を判定する。
c. 前囊をニードルのベベルで切開する。

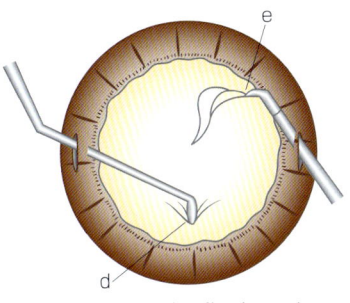

d. 先端の鈍なフックで水晶体の動きをコントロールしつつ，
e. 鑷子で前囊切開を継続する。

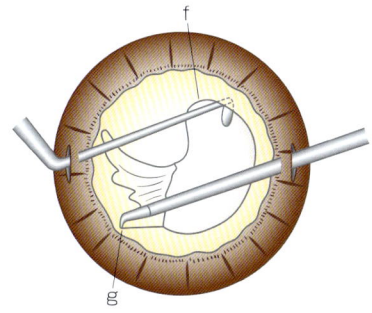

f. 前囊切開が進展するにつれ，フックの力のベクトルも対応していく。
g. フックと反対方向に引くようにするとコントロールしやすい。

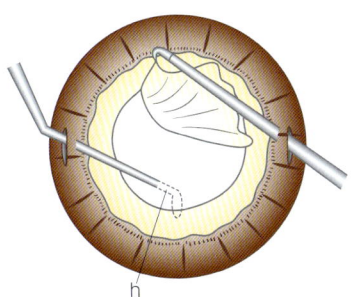

h. フックを水晶体核に深く突き刺すようにして固定する。

図5-17　不安定な水晶体の前囊切開

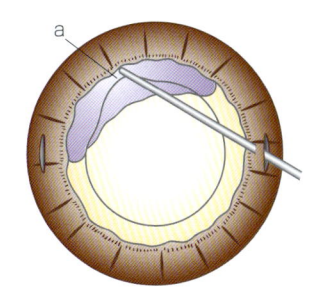

a. 前囊と皮質の間に OVD を注入して，両者を引き剥がす。

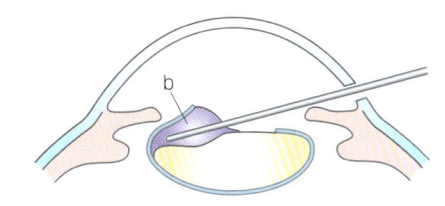

b. ブラインドで確認はできないが，赤道部まで十分に流し込むことが重要。

図5-18　viscodissection

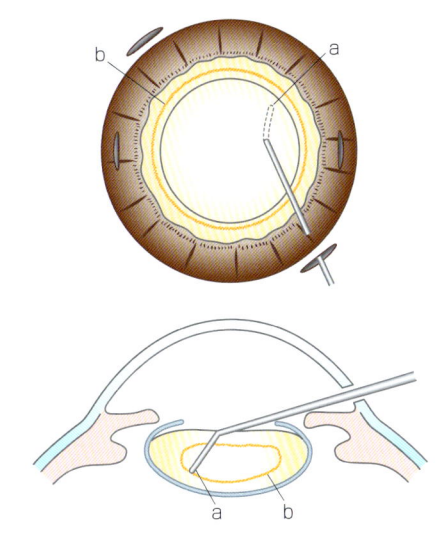

図5-19　hydrodelamination
a. カニューラの先端を突き刺して灌流液を流し込む。epinucleus と中心核の間に水層を作って，両者を分離する。
b. いわゆる golden ring が出現すると成功。

3. 水晶体脱臼

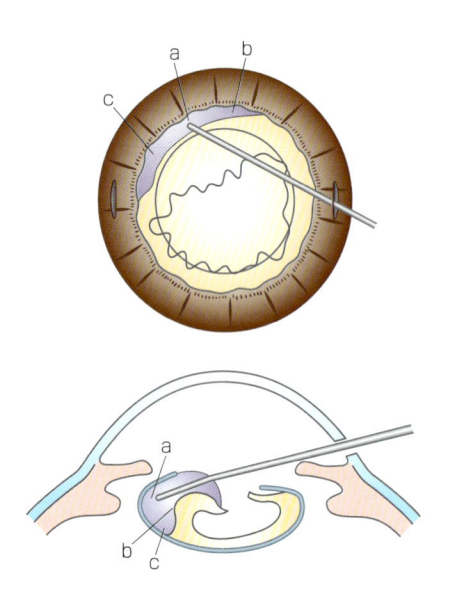

図5-20　再度のviscodissection
a. 前囊と皮質の間にOVDを注入して,
b. 水晶体赤道部の皮質を瞳孔領まで押し出す.
c. 観察できる皮質の赤道部より周辺では,皮質の付着していない後囊がきれいに見える.

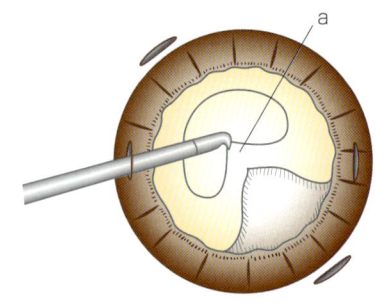

図5-21　水晶体囊の摘出
a. まずは切開創に一致するところの囊を完全に外して,虹彩面よりも上にあげておく.
b. 切開創が水晶体囊を全て引きずり出す 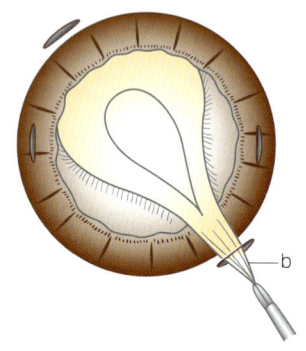

　CCCを行った後（図5-17）,散瞳が悪い,前房が狭いなどの悪条件がなければ,水晶体前囊と皮質をOVDで分離しておく（図5-18：viscodissection）とよいが,困難な症例ではスキップする.水晶体核とepinucleusを分離するように水流核分離を行い,いわゆるgolden ringが出る状態を作り出す（図5-19）.

　PEAでは溝掘りを行わず,1回の操作で核にUSチップを深く侵入させて固定し,チョップ手技で中央核のみ分割して吸引除去する.中央で分離された核を処理している範囲においては水晶体囊を誤吸引する危険性は低く,チン小帯脆弱例でも中央核の吸引除去は行える例が多い.

3）皮質吸引

　中央核が除去できたらハンドピースを抜去して,水晶体囊と皮質の間にOVDを流し込んで,囊と皮質（と内側のepinucleus）を赤道部を超えて分離する（図5-20）.USとI/Aハンドピースで可能な限り残留物を吸引する.

　ほとんどの内容物が除去できたら水晶体囊を摘出する（図5-21）.以降の過程はIOL縫着と同じになるので,4章-1(p.80〜84)を参照されたい.

(徳田芳浩)

4 ぶどう膜炎

　ぶどう膜炎症例の白内障手術に臨むにあたって最も大切なことは，手術を実行に移す決断力にあると思われる[1]。ぶどう膜炎の活動性の有無を判断することは容易でない。また，急速な白内障の進行により，眼底管理目的で，ほどほどの消炎が得られた時期に手術へ踏み切らざるを得ない状況も多々ある。

　現時点における，ある程度コンセンサスが得られた白内障手術の実際について**表5-2**に，術後の炎症再燃に対する予防策について**表5-3**にまとめた。

a．手術の実際

　ぶどう膜炎症例の白内障手術に際して，しばしば観察される所見は虹彩後癒着と小瞳孔である。両者を合併し，かつ過熟白内障を呈した症例を次に供覧するが，このような症例はそう多くはない。ぶどう膜炎症例の虹彩後癒着は，フックなどで水晶体前嚢との癒着は容易に解除できる。また，瞳孔拡張も，切開や器具を用いることなく，フックによる拡大操作で5～6mm程度の瞳孔径が得られる場合がほとんどである。チン小帯の脆弱性がみられる症例もあまりないため，小瞳孔症例の対応にある程度経験

表5-2　ぶどう膜炎に対する白内障手術の特記事項

一般的な手術時期	3～6カ月程度，炎症所見がないこと。具体的にはフレア値50 photon counts/ms以下，角膜後面沈着物がない，を参考とする。
[注意事項]	ベーチェット病では炎症所見が落ち着いていても再燃する可能性を念頭におく。
術式	超音波水晶体乳化吸引術
切開位置	続発緑内障が予測される場合は角膜切開。
眼内レンズ	アクリルレンズ（foldable IOL）
小瞳孔例への対応	①プッシュアンドプル鈎やリトラクターなどによる機械的拡張（高分子量OVD併用）。 ②瞳孔括約筋切開

表5-3　ぶどう膜炎に対する白内障手術後の特記事項

手術終了時	リンデロン®（デカドロン®など）の結膜下注射，ケナコルト®（トリアムシノロンアセトニド）の後部テノン嚢下注射（眼圧上昇に注意）。
[激しい炎症が予測されるとき]	ケナコルト4mg/100μlの硝子体注射追加（眼圧上昇に注意）。
術後管理 点眼薬	抗菌薬，リンデロン，ジクロフェナクナトリウムなどのNSAIDS。 散瞳薬を1日1回（就寝前）。
術後管理 全身投与	リンデロン4mg/日を2～3日間静注。炎症が持続ならプレドニン®の内服を30～35mg/日から開始して漸減する。

のある術者であれば無理なく施行可能と思われる．先にも述べたが，手術時期と術後管理が最も重要であろう．

b．症例

81歳，女性，右眼．
過去にぶどう膜炎（詳細不明）の既往．
2時〜7時部にかけて虹彩後癒着，過熟白内障を認める（図5-22）．術前の前房炎症はない．虹彩後癒着の解除と線維組織を含む前嚢切開を施行し，PEAを行った（図5-23〜5-35）．

（小早川信一郎）

【文献】
1) 後藤浩：ぶどう膜炎の合併症に対する手術療法．ぶどう膜炎に対する外科的治療法の適応と注意点．眼科手術 17：149-154，2004

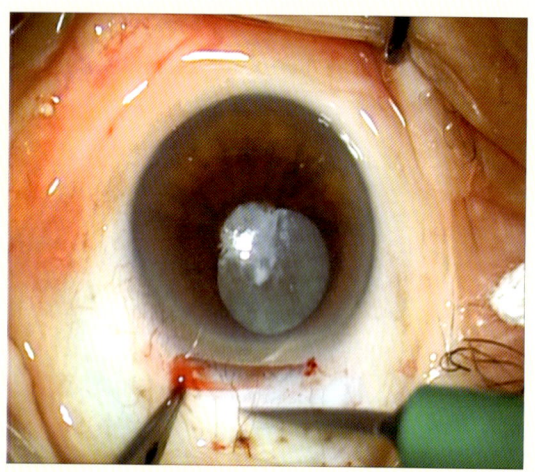

図5-22　手術開始時
2時〜7時部にかけて虹彩後癒着を認める．

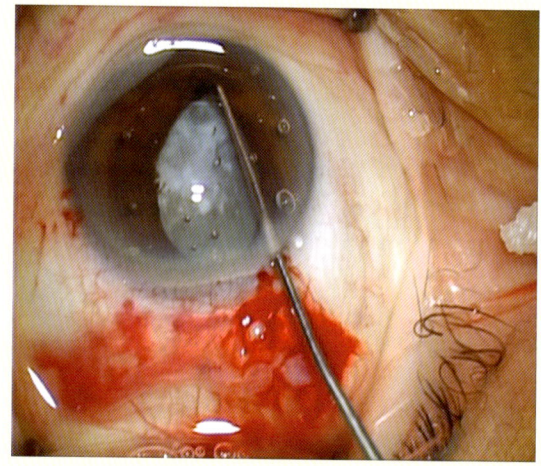

図5-23　11時部サイドポートからプッシュアンドプル鉤で，虹彩後癒着を外すと同時に瞳孔拡大を試みる．OVDは高分子量（ヒーロンV®）を使用

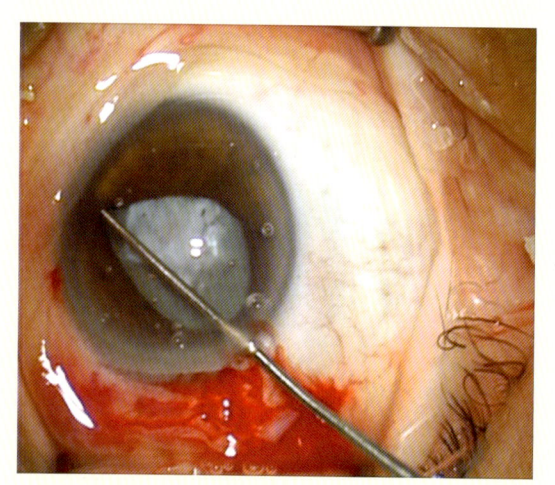

図5-24　場所を変えて瞳孔拡大を試みる

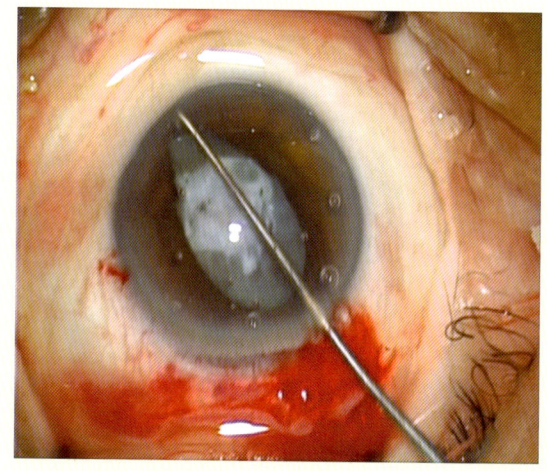

図5-25　同様に別の場所も試みる

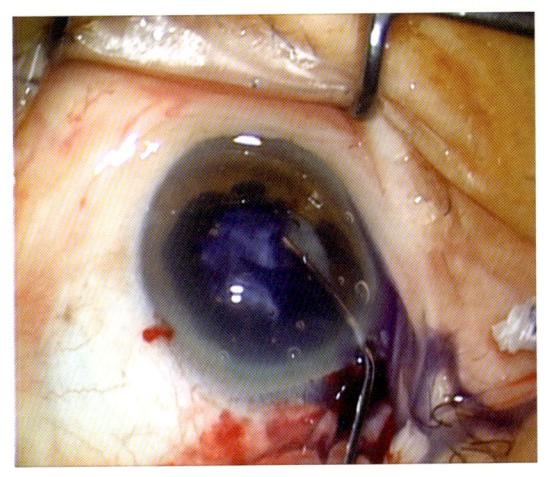

図5-26 ソフトシェルテクニックを行った後，トリパンブルーにて前嚢染色

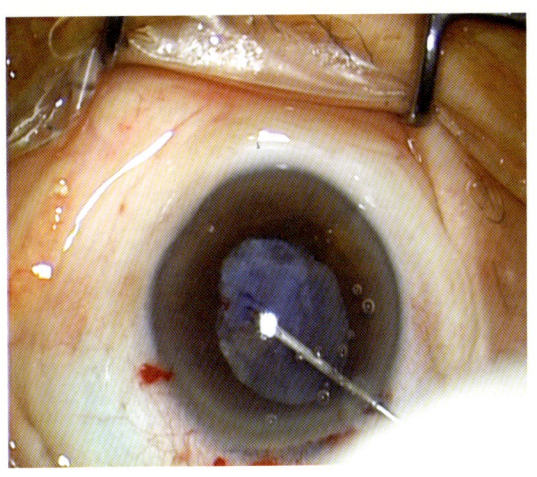

図5-27 チストトームにて前嚢切開開始

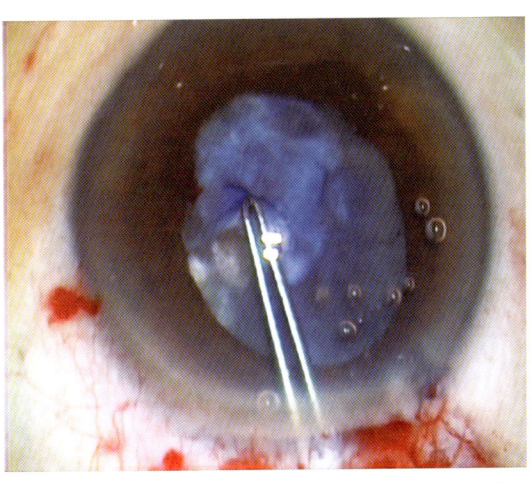

図5-28 前嚢と前嚢下皮質が癒着しており，チストトームでは剥がすのが困難なため前嚢切開用鑷子を用いた

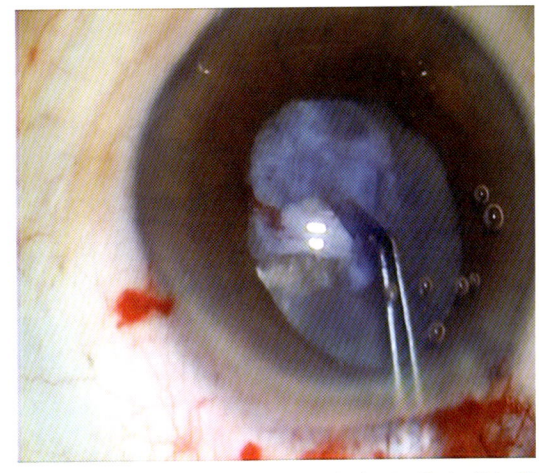

図5-29 前嚢切開用鑷子で剥がしたが，なおも癒着は強固

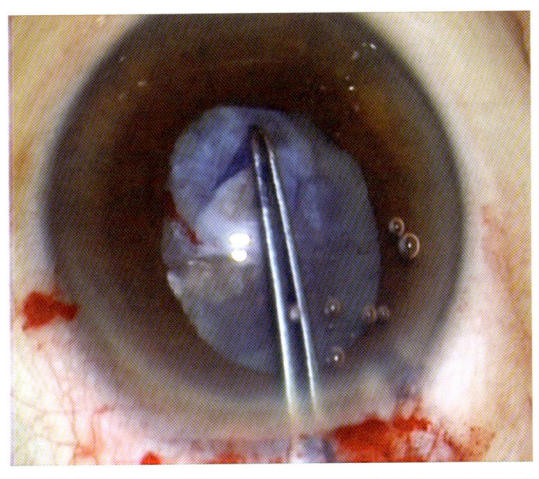

図5-30 切開が進まなくなったため逆回りを試みる

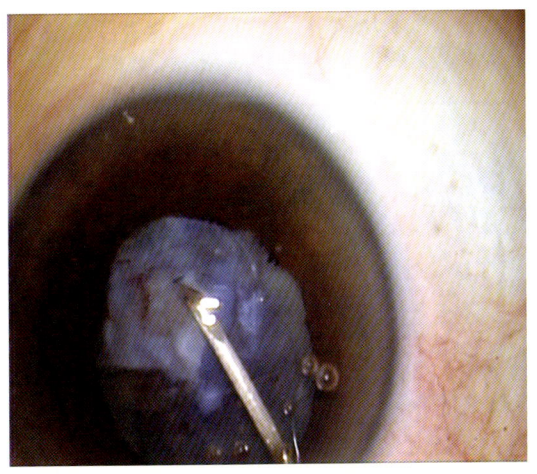

図5-31 前嚢切開をさらに拡大するために，チストトームできっかけを作る

4. ぶどう膜炎

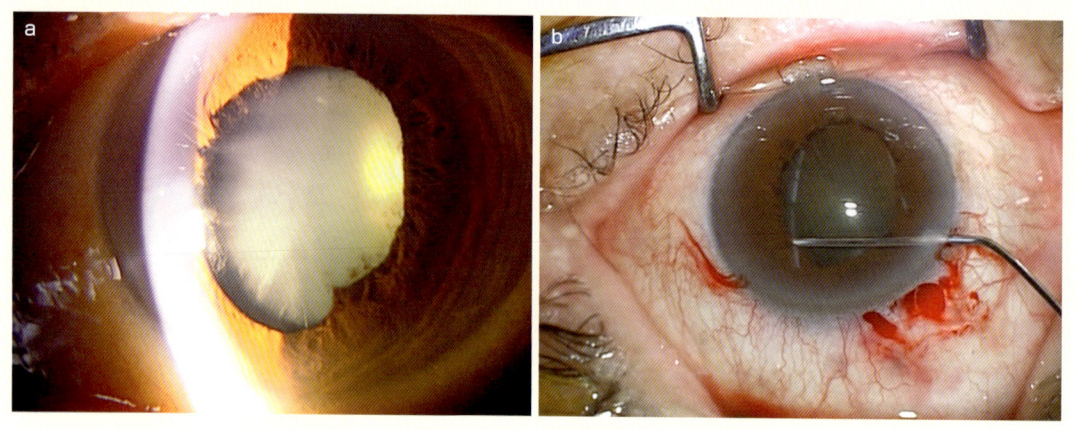

図5-36 虹彩後癒着
外傷時の前房内炎症によって虹彩後癒着をきたしている(a)。癒着のない部分から鈍針を滑り込ませ，癒着を剥離することにより瞳孔拡大することが可能である(b)。

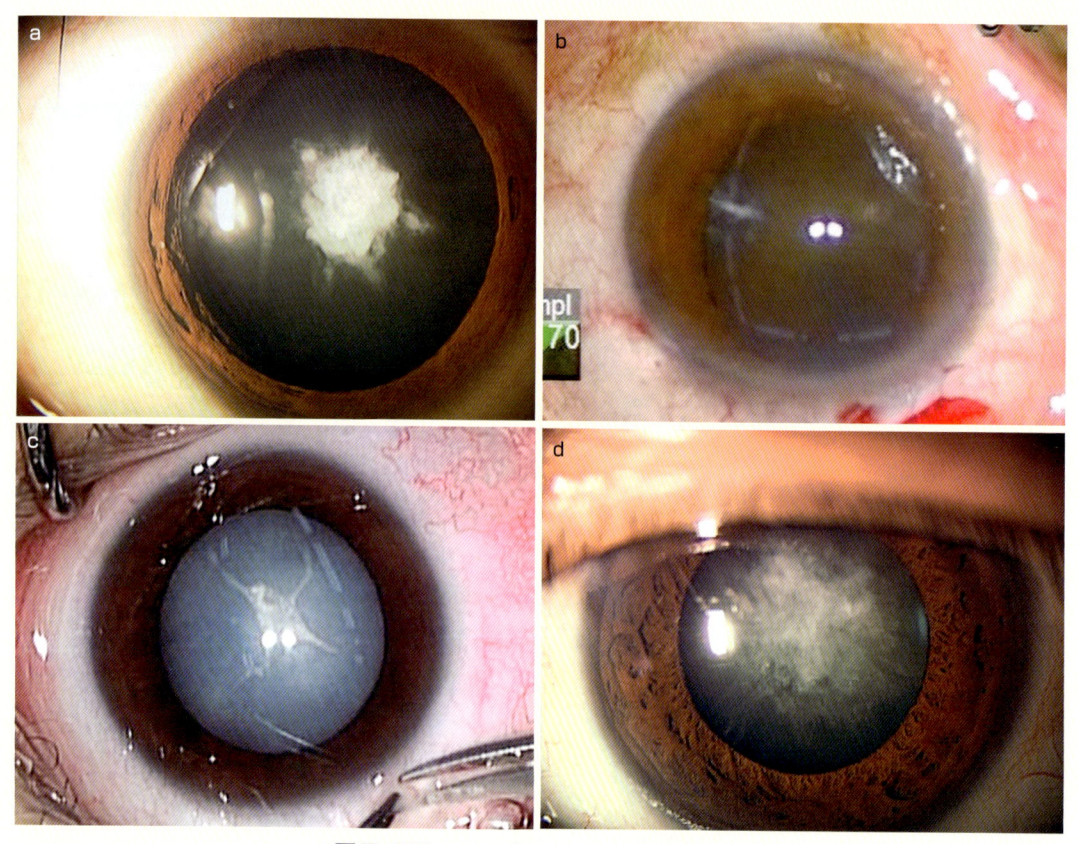

図5-37 さまざまな前囊の線維性混濁
局所的な混濁であれば，それを囲むように前囊切開を行ったり，それを避けるように行えばよい(a,b)。しかし，中心から周辺に伸びるような前囊混濁や広範囲の混濁の際には対応に苦慮する(c,d)。

5. 特殊な状況下での白内障手術

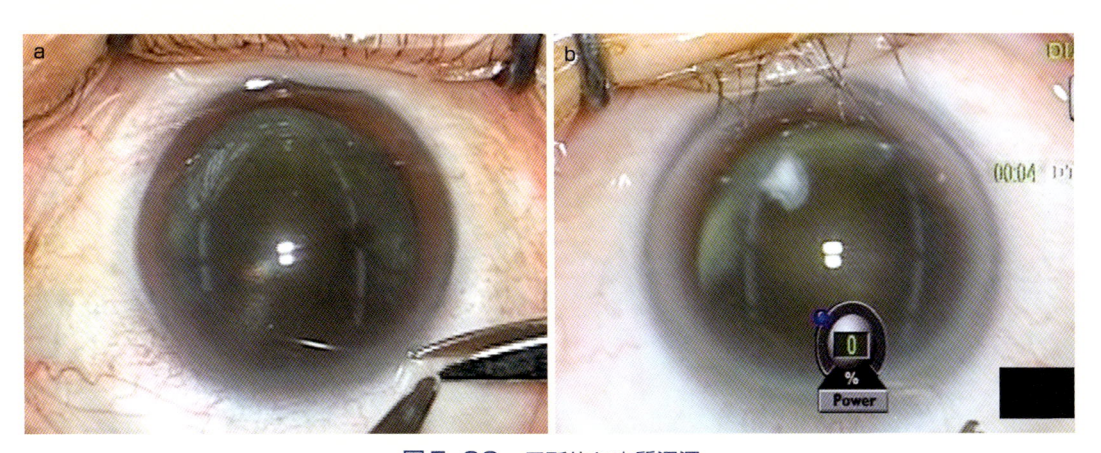

図5-38 局所的な皮質混濁
局所的な周辺部の皮質混濁を伴う場合にも，外傷性白内障，およびその部位のチン小帯の脆弱性を疑わなくてはならない．

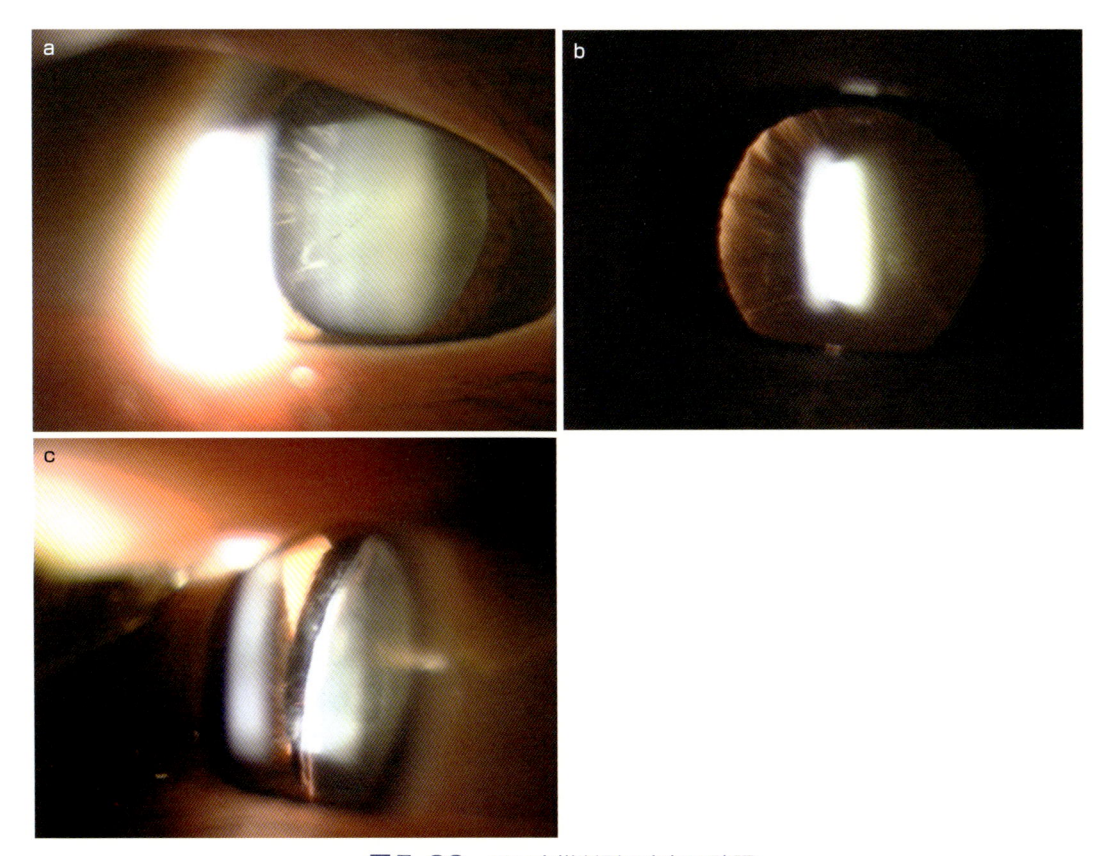

図5-39 チン小帯断裂の有無の確認
左右眼の前房深度の違いや各象限の前房深度の違い，徹照法を用いたり(b)，細隙灯顕微鏡をあおって観察することにより(c)，チン小帯断裂の有無を確認することも可能である．

5．外傷性白内障

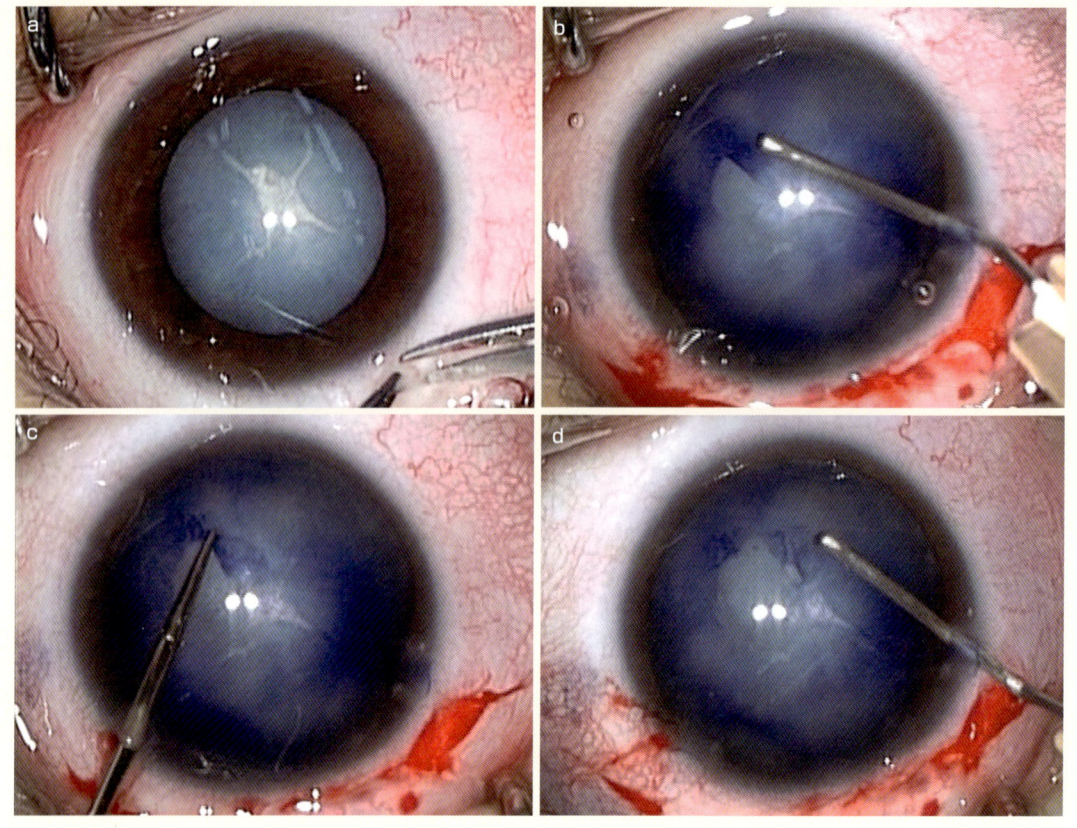

図5-40 中心から周辺に至る線維性前囊混濁の対処
a. CCCの予定作成部分を跨いで線維化をきたしている。
b. 線維化をきたしている部分に至ると，チストトームで継続することが困難となる。
c. 切線方向に沿って，八重式マイクロ虹彩剪刀などで線維化部分を切断する。
d. その後は型どおりに前囊切開を進める。

囊下の剥離を試みる。それでも線維化を剥離することが不可能であれば，切線方向に沿って八重式マイクロ虹彩剪刀などで線維化部分を切断し，その後は型どおりに前囊切開を進めるとよい（図5-40）。

チン小帯部分断裂例では，水晶体の動揺があるため，前囊穿刺の際に穿刺しようとする部位を中心に前囊の皺が生じ，穿刺が困難で前囊切開のきっかけを作りにくい症例が多い。そのため，必ず先端の潰れていない，やや先端を長めにしたチストトーム，もしくは先端を曲げずに真っすぐな鋭針のままで，しっかり前囊を穿刺し，きっかけをつくる。ヒーロンV®を注入することにより，ある程度水晶体の動揺を制限できる。この場合，チストトームより前囊鑷子でのCCC作成の方が容易である。チン小帯部分断裂例では，チストトームを使用していると断裂部位で急に前囊切開の継続が困難となる。この場合も前囊鑷子でフラップを把持すれば継続可能なことが多い。

4）PEA時の対処法

角膜内皮細胞密度の低下した症例では，分散型のビスコート®と高分子凝集型のOVDを合わせて使用するソフトシェル法を行い，角膜内皮保護に努めなくてならない。この場合，ある程度，低吸引圧，低吸引流量の設定をして

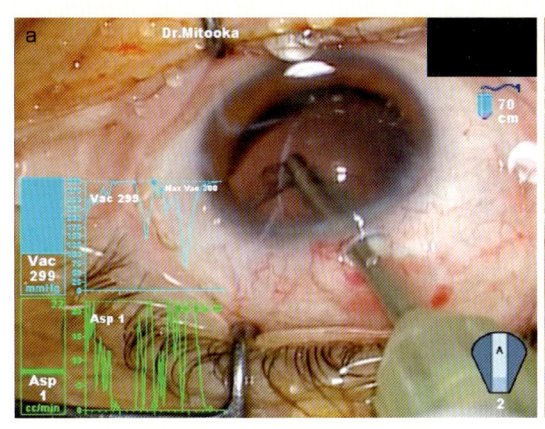

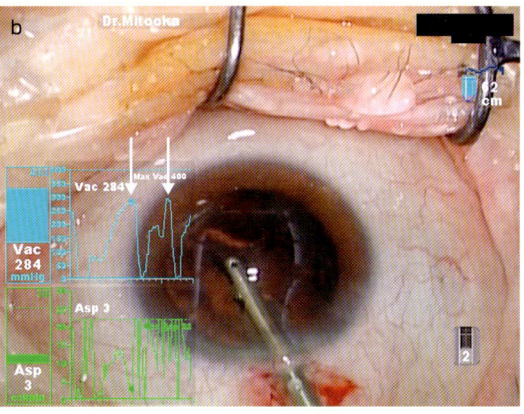

図5-41　I/A時の対処法
通常の症例であれば，吸引圧を保ちながら一塊で処理する方が効率的である(a)．しかし，チン小帯断裂を認める症例では狭い象限ずつ吸引する方が安全である(b)．

おかないと最後までビスコートを残すことはできず，角膜保護作用は期待できない．

チン小帯部分断裂例では十分なhydrodissectionを行う．特に前囊直下をはぐように追加する．適宜hydrodelaminationも追加する．チン小帯に無駄なストレスをかけないように，溝掘りの際には十分な超音波を発振し，確実に核を乳化吸引しながら超音波チップを進める．灌流下での核の回転は困難なことがあるので，適宜OVDに置換し，フックで慎重に核の回転を行う．強引な核の回転はチン小帯断裂を拡大するだけである．

5) I/A時の対処法

前房が不安定になりやすいため灌流ボトルを高く設定しがちであるが，チン小帯の脆弱な部分もしくは断裂部分から硝子体中に灌流液が回りこみ，さらに前房が不安定になりやすい．そのためボトル高を低めに設定しなければならず，それに見合うように流量，吸引圧も低めに設定する．前囊を誤吸引すると容易にチン小帯断裂を拡大してしまうため，前囊との距離を考えながら皮質吸引を進める．通常，皮質吸引は一塊で処理した方が効率が良いが，チン小帯脆弱例では狭い象限ずつ吸引する方が安全である．硝子体中に灌流液が回ってしまい，十分に後囊を押し下げることが不可能であれば上方皮質吸引針を使用する方が好ましい（図5-41）．

6) カプセルエキスパンダーの使用

チン小帯部分断裂例では，カプセルエキスパンダーを使用することにより水晶体囊を安定させ，チン小帯部分断裂の拡大やその他の合併症を予防することが可能となる．装着方法は，CCC作成後，OVDでエキスパンダー挿入部位の皮質と水晶体囊を分離してから装着する．チン小帯の脆弱性や断裂範囲により，適宜，装着本数は考慮するとよい．抜去は眼内レンズ挿入後，OVDを除去する前か，その後のOVD抜去時に灌流下で行うとよい（図5-42）．

7) カプスラーテンションリングの使用

カプスラーテンションリング（CTR）は術中のみに使用するカプセルエキスパンダーと異なり，術後に眼内に残すものである．そのため適応としては90°未満のチン小帯部分断裂であり，断

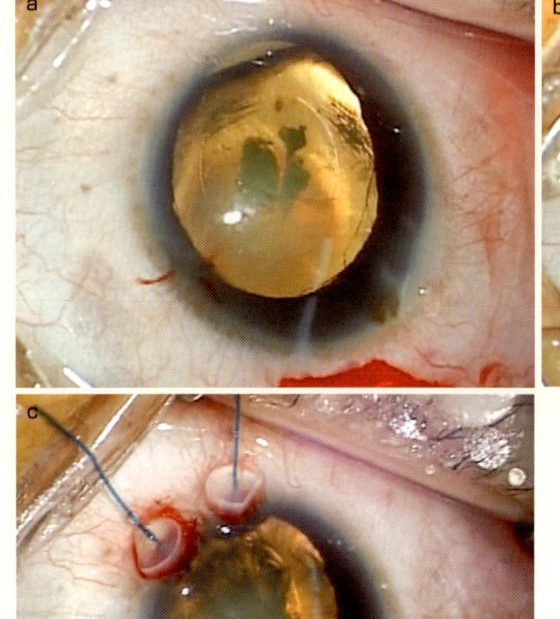

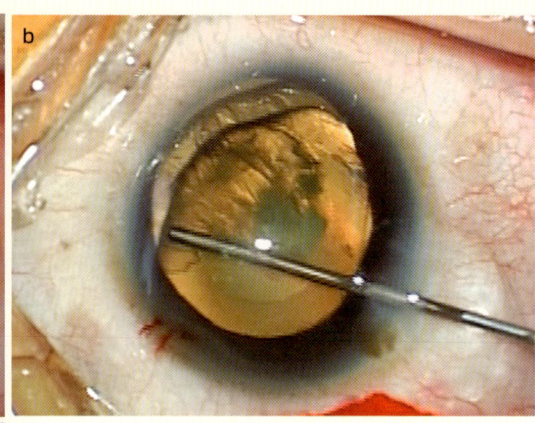

図5-42　カプセルエキスパンダーの使用法
a. 前囊切開を施行。
b. カプセルエキスパンダーを挿入する部位の水晶体囊と皮質をOVDで剥離する。
c. チン小帯断裂の範囲により，かける本数を決める。
※ただし本症例はコロボーマである。

裂部位以外のチン小帯が健全であることが重要である。よって若年性の外傷性白内障はよい適応になる例が多い。

挿入は，リングインジェクターで創口から挿入，またはフックなどでサイドポートから挿入する方法がある。また，後方の穴には10.0ナイロン糸を通しておくと，挿入時に誤ってon the bagになってしまった際や，チン小帯断裂の拡大や後囊破損などにより摘出が必要な際に有用である。挿入時期は皮質吸引の前かIOL挿入前が多い。ただし，皮質吸引前に挿入する際には，OVDでしっかりと水晶体囊から皮質を剥離しておかなくてならない（図5-43）。

8）眼内レンズの挿入

チン小帯の断裂の範囲によって，眼内レンズを囊内固定にするか，眼内レンズ縫着をするか，もしくは同時には眼内レンズ縫着は行わず後日行うかなどを判断しなくてはならない。筆者は45°以下の狭い範囲のチン小帯断裂であれば，PMMAループをもつワンピースタイプの眼内レンズを選択し，ループの部分をチン小帯断裂部位に位置するように挿入している。45°以上90°未満の場合には，カプスラーテンションリングを挿入後にアクリル素材のワンピース眼内レンズを挿入している。90°以上のチン小帯の断裂例では眼内レンズ縫着術を施行する。ただし，

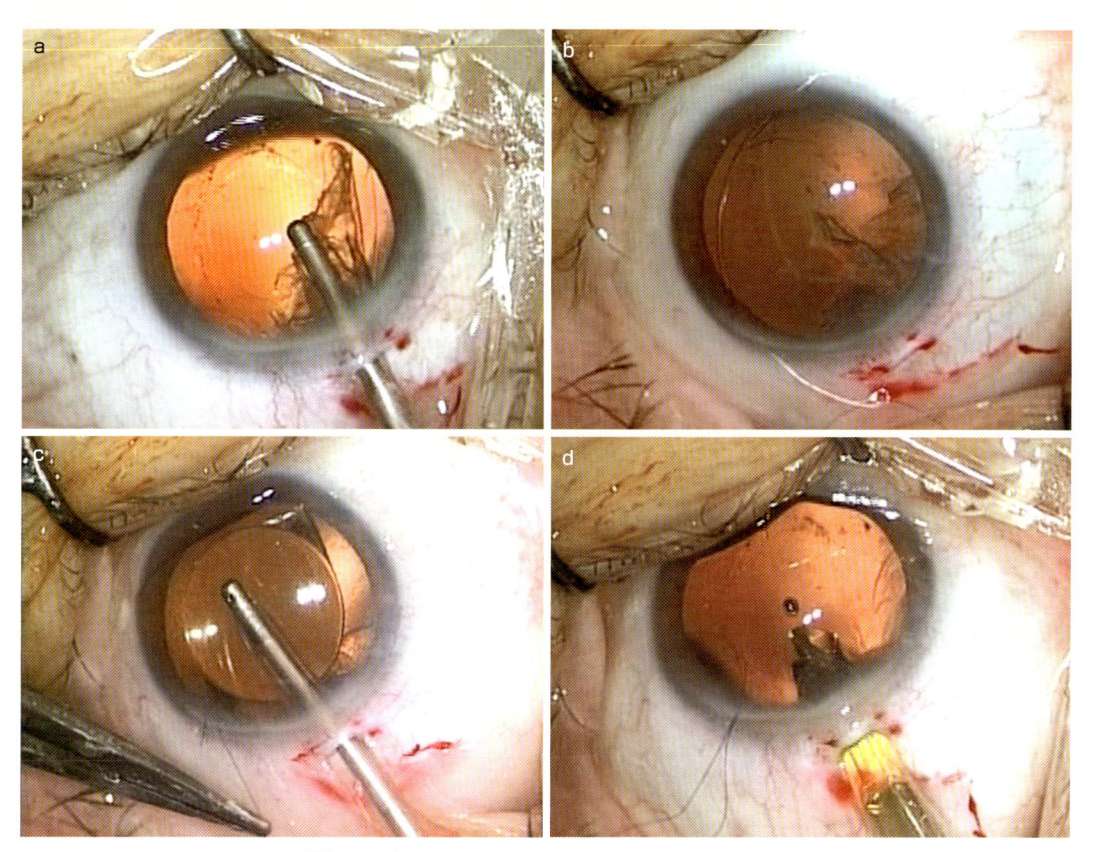

図5-43 カプスラーテンションリングの使用
a. 8時〜11時の範囲にチン小帯部分断裂を認めている。
b. 断裂部位の対側のサイドポートからCTRを挿入。後方の穴には10.0ナイロンを通糸しておく。
c. 残余皮質を除去後,眼内レンズを挿入。
d. I/AにてOVDを除去後,10.0ナイロンを除去する。

術前に眼底所見の観察が十分に行えなかった症例の場合には,眼底所見を確認後に,後日,必要に応じて眼内レンズ縫着を行っている。

(三戸岡克哉)

6　落屑症候群

　落屑症候群は，ふけ様沈着物が人体組織（関節腔，心血管内など）のあらゆる部分に沈着し，眼科分野では毛様体，虹彩および瞳孔領に付着する前眼部所見を有する疾患である（図5-44a）。虹彩に沈着がなくとも，散瞳すると水晶体前面にリング状に沈着物が観察されることがある（図5-44b）。詳細な病態整理に関しては清書に譲り，本項では白内障手術に臨むうえでの注意点を述べる。本症候群の白内障手術に与える重症度のバリエーションの幅は非常に多く，守備範囲の広い手術方法，対策が要求されることを考えて手術に臨みたい。

　落屑症候群が白内障手術に影響を与える要因として重要なのは以下のものである。

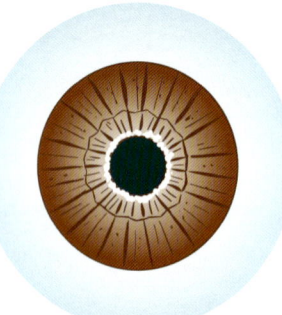

a
虹彩表面および瞳孔領に白いふけ様沈着物が観察される。

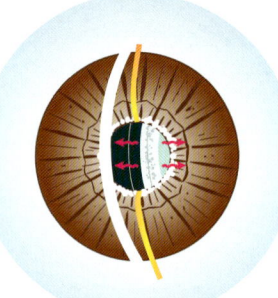

b
散瞳後，水晶体前面に同様の沈着物が観察される。またスリット光の瞳孔辺縁と水晶体の間隙が大きい場合，また左右を見させて眼球運動に伴い水晶体が動揺する所見にも注意が必要。

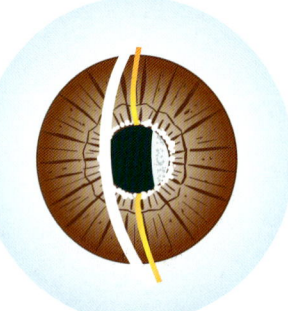

c
散瞳が悪い症例でも，bと同様にスリット光の水晶体と瞳孔辺縁の間隙が大きい場合や，水晶体動揺がみられることがある。

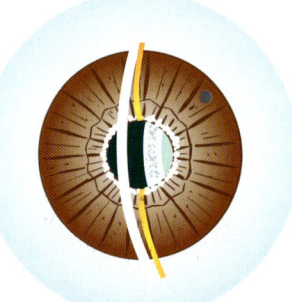

d
落屑がみられ，浅前房である症例。LIがすでにされている。これに水晶体動揺が観察されれば，ICCEまで念頭におく必要がある。

図5-44　前眼部所見の特徴

a

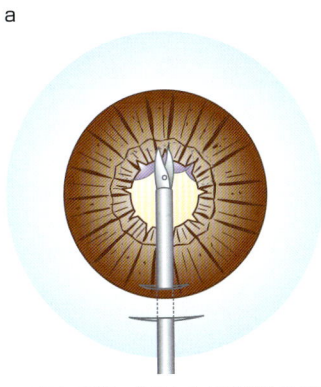

瞳孔括約筋切開術。剪刀を入れる瞳孔縁の下には少しOVDを注入し，水晶体嚢に切開が入らないよう留意する。

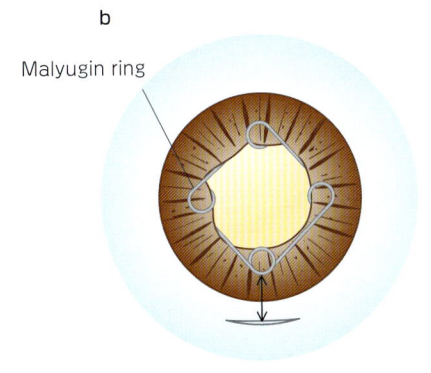

b

Malyugin ring

Malyugin ringによる散瞳。虹彩リトラクターと異なり，新たな切開創を作らずにインジェクターで挿入・摘出が可能である。

図5-45　小瞳孔対策

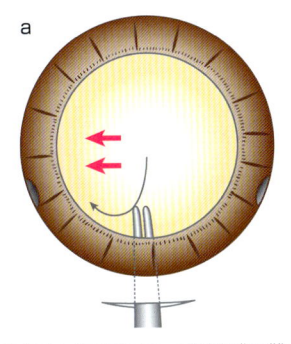

a

水晶体動揺のため前嚢フラップが作成困難。

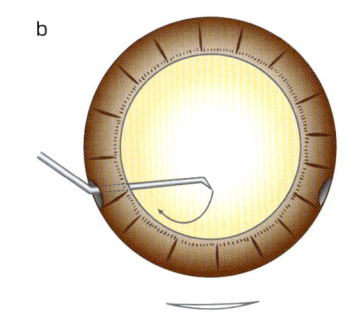

b

サイドポートからチストトームにて前嚢に切開を入れフラップを作成し，鑷子によるCCCを継続する。

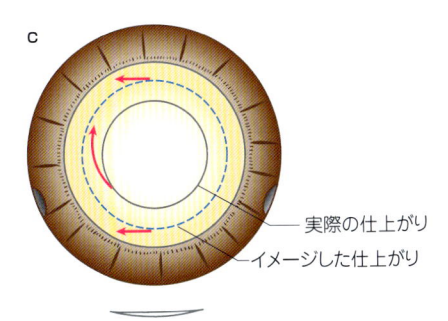

c

実際の仕上がり
イメージした仕上がり

フラップを動かす方向に水晶体も動くため，小さなCCCとなることが多い。

図5-46　前嚢切開

6. 落屑症候群

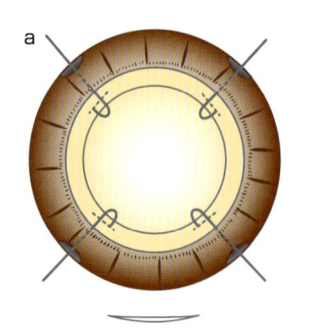

図中ラベル:
- a: カプセルエキスパンダーを用いて水晶体前嚢をつり上げ安定化させる。
- b: CTRを挿入。
- c: CCC / OVDのリリースポイント
  viscodissectionが十分に行われている必要がある。ポイントはOVDのリリースポイントでCCCの前嚢切開縁までで，皮質を水晶体嚢に残らないようするのがコツである。

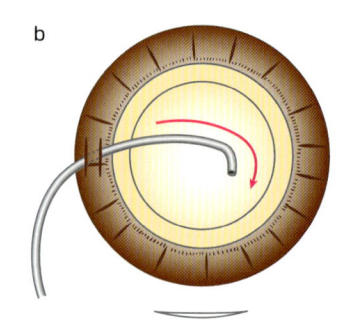

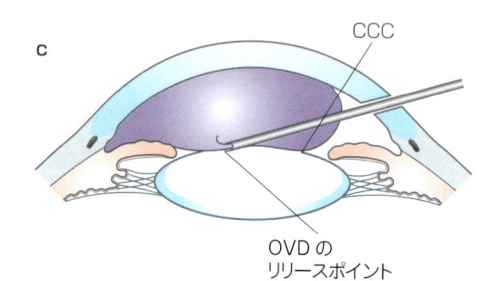

図5-47　水晶体動揺対策

a．チン小帯脆弱による水晶体動揺

落屑症候群がみられる場合は，細隙灯顕微鏡による水晶体観察時，眼球を左右に動かしてもらうと，水晶体の動揺がみられることでチン小帯脆弱を予見しておくことができる（図5-44b）。またスリット光の瞳孔辺縁と水晶体の距離が不自然に離れているケースでも，落屑がみられたらチン小帯脆弱を疑うべきである（図5-44c）。

また落屑がみられ浅前房である症例は，さらにチン小帯脆弱が強いケースが多く，かなりの確率で水晶体脱臼に近い状態を示すことが多いので注意を要する（図5-44d）。このようなケースではICCE，眼内レンズ縫着まで必要な場合もある。

b．落屑症候群の25％は緑内障を併発していること，術後の眼圧管理が重要である

術前眼圧が正常範囲であっても，一時的な眼圧上昇，特に術前に眼圧下降薬を使用している場合は術翌日以降，数日間，一過性眼圧上昇をきたすことはよくあるので，手術当時からダイアモックス®を内服させておくのも良い選択と思われる。

c．小瞳孔対策

チン小帯脆弱などの合併症の確率が高いので，術野の確保のため散瞳を得ることは是非行うことが望ましい。八重式剪刀がなければ，永田らの小さな剪刀を用いて，瞳孔領辺縁に0.5mm程の細かい瞳孔括約筋切開術multiple small sphincterotomies（図5-45a），虹彩リト

a

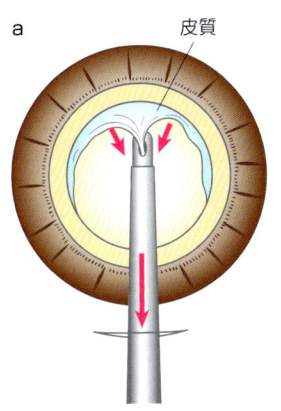

viscoadaptive 型のヒーロン V® を前房，水晶体囊で満たし，比較的低い吸引圧で前囊切開縁直下の皮質を吸引．取っかかりを作り，前房中央部までできれば，後囊に付いた皮質を剥がしながら皮質の切除を行う．

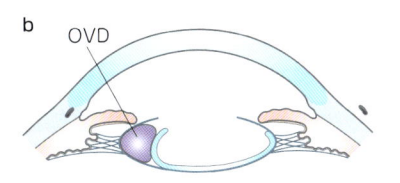

b

viscodissection の応用で，水晶体囊と皮質の間に OVD を注入．

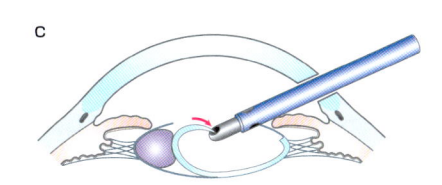

c

前述と同様に，皮質を中央まで引きずり出し除去する．

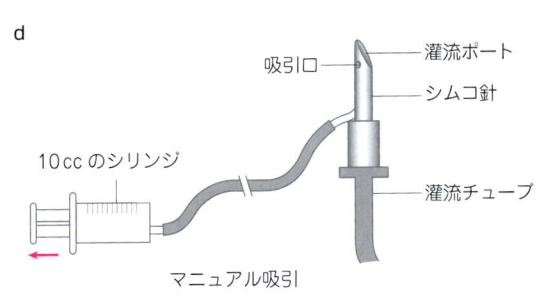

d

シムコ針によるマニュアル I/A システム．吸引チューブを 10 cc のシリンジに接続し，左手の親指でシリンジの内筒を外側に引き上げ吸引を行う．バックフラッシュは逆に内筒を親指で押し込めばよい．

図 5-48　皮質吸引

ラクターや Malyugin ring（図5-45b）を用いて散瞳を得る．

d．前囊切開時

チン小帯脆弱に伴い水晶体動揺が起きるため，CCC を行う際，前囊切開縁が思うようにできず，広げることが困難な場合がある（図5-46a）．この場合は 25G などのチストトームでフラップを作成し，再度，CCC を鑷子などで継続する（図5-46b）．しかし水晶体が動くことにより，前囊切開はイメージしている仕上がりより小さくなることがあるため，大きく作る

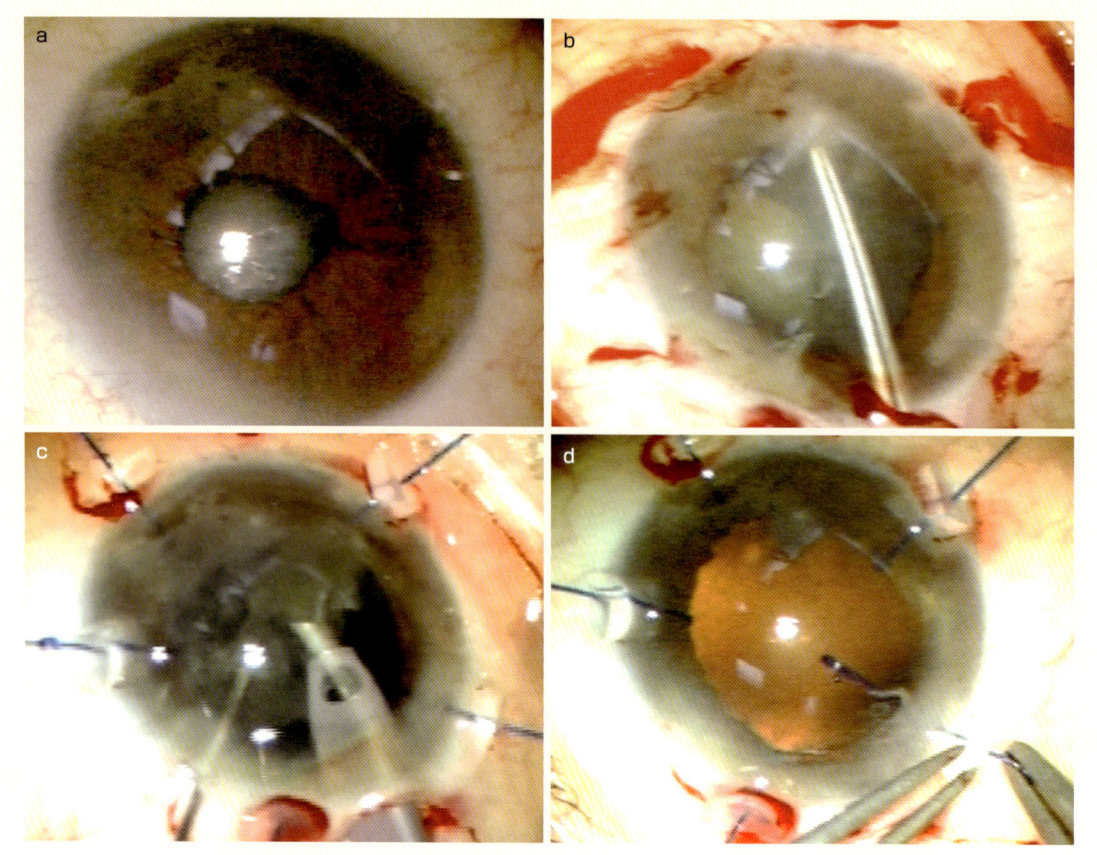

図5-49 レベル2の角膜混濁
a. 帯状角膜変性があるが，角膜中央部は透明性が保たれる．
b. 前嚢切開時の視認性は悪く，トリパンブルーで前嚢染色をした後に行う．
c. 核処理のときは徹照が遮られ視認性が悪くなるため，角膜の透明性が良いところで行う．
d. 皮質を吸引した後は徹照が戻るため視認性は良くなる．

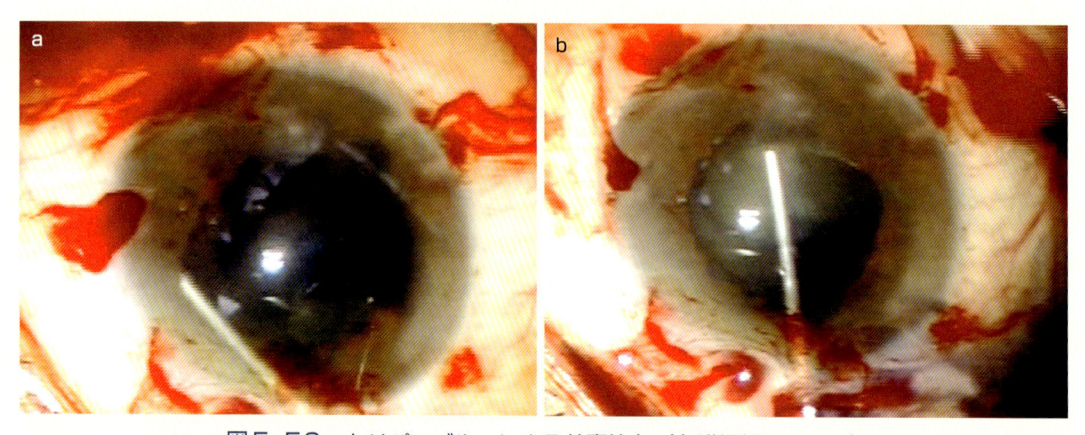

図5-50 トリパンブルーによる前嚢染色（角膜混濁レベル2）
角膜に障害のある症例に対するトリパンブルー使用の安全性については確立されたものではないため，角膜内皮を保護する目的で低分子量OVDを前房内に注入して内皮をコーティングする．前房内に入れすぎた場合は，トリパンブルーを注入する前に前房がやや浅くなる程度まで創口を圧迫して抜いておく．
BSS（balanced salt solution）で10倍に希釈したトリパンブルーを入れたシリンジに27G鈍針を付けて，瞳孔領の前嚢表面に針の先端を接触させてトリパンブルーを少量注入する．この際，トリパンブルーの液はOVDと前嚢の間に入るが，入れすぎると視認性が悪くなるため，針の先端で前嚢の表面にトリパンブルー液を伸ばすようにして染色の範囲を広げていく（a）．最後に低分子量OVDを再度注入し，トリパンブルーの液を創口から押し流す（b）．最近では食品添加物（着色用）にも使われているブリリアントブルーが染色に応用されている．

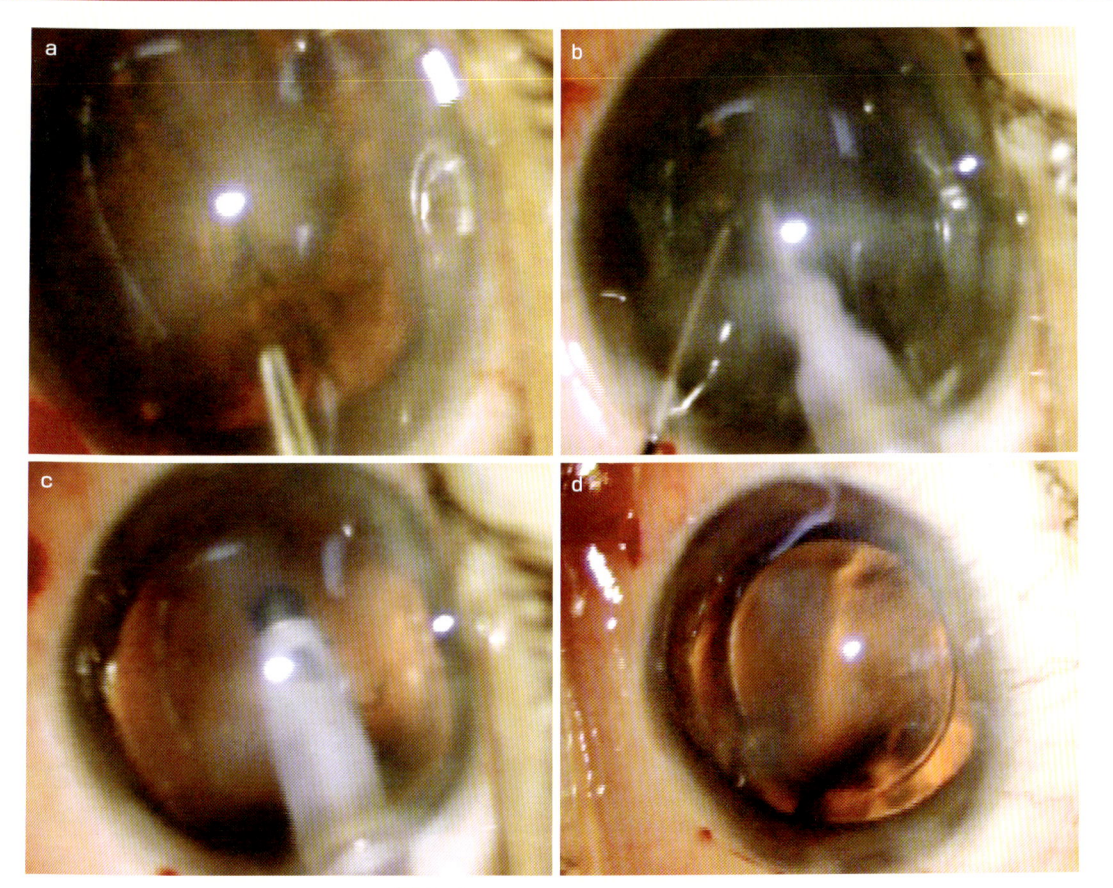

図5-51　レベル3の角膜混濁
a. 角膜中央部を中心に混濁がある場合，前囊切開は通常通りに行える。
b. 核処理のときは徹照が遮られ視認性が悪くなり，深さの確認が難しくなるため，顕微鏡の角度や患者の顔の向きを変えて，視認性が良くなる方向を見つけて行うようにする。
c. 皮質を吸引するときは徹照が戻るため，視認性がよくなる。
d. 眼内レンズ挿入時も徹照があるため，大きな支障がなく挿入できる。

している部位からの光の反射率が高く散乱するため，角膜を透して前房内を観察することは非常に難しい。特にレベル4，5の角膜混濁は通常の観察光で行うことは不可能に近い。

硝子体手術に用いるライトソースを使って角膜輪部から照明する方法，硝子体手術用のシャンデリアを角膜輪部や毛様体扁平部に設置して照明する方法，顕微鏡にスリット照明を設置する方法などがあり，顕微鏡照明だけを用いるよりは併用した方が前房内を観察しやすくなるが，前房内操作，前部硝子体切除など手術には熟練を要するため，術者の技量に応じて手術適応を慎重に考える（図5-53）。

3）その他の注意点

前囊切開を行う場合，レベル1，2は必要があれば，レベル3以上は必ず10倍希釈のトリパンブルーで前囊を染色してから前囊鑷子を用いて行っている。ただし，トリパンブルーの安全性については確立されたものではないので，適応については患者の承諾を得てから行う必要がある。

水流核皮質分離を行うと徹照（眼底からの観察光の反射）がなくなるため，核処理の際は角膜の混濁と相まって視認性がさらに悪くなる。灌流ボトルを下げ，吸引圧，吸引流量を低い設定に変更して，ゆっくり核を分割・吸引することでトラブルを最小限に留めることができる。

（永原　幸）

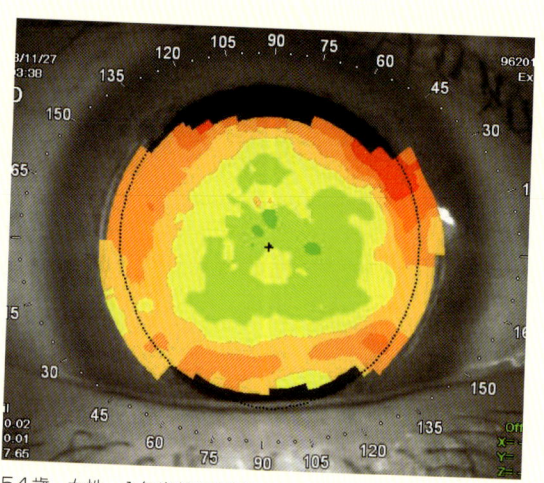

54歳，女性，1年半前に両眼LASIK施行
Vd=0.08（0.6×S－3.0D C－0.75D Ax120），中等度の
　核白内障を認める
Vs=0.9（1.5×C－1.0D Ax110）
K値（D）：右眼　K1=42.88　K2=43.38（IOLマスター）
眼軸長：右眼　24.44 mm（IOLマスター）
トポグラフィ：軽度～中等度の近視を矯正した所見
【術前データ】なし

図5-67　症例2の背景と術前データ

表5-7　症例2の眼内レンズ度数計算過程と結果

LASICでの矯正量が少なかったと思われるため，術前の
データがなくてもほぼ期待通りの結果が得られた。

計算式	右眼	備考
SRK-T（補正なし）	+20.0	
HCL法	+21.0	HCL法によって求めたK値をSRK-Tに代入
Shammas法	+21.5	現在のK値を換算しSRK-Tに代入
Higis-L	+22.0	
Original（筆者）	+22.0	筆者独自の計算式
選択したIOL度数	+22.0	
術後データからの正解度数	+21.5	

結果（術後12カ月）
Vd=0.9（1.5×S－0.50D C－0.50D Ax180）

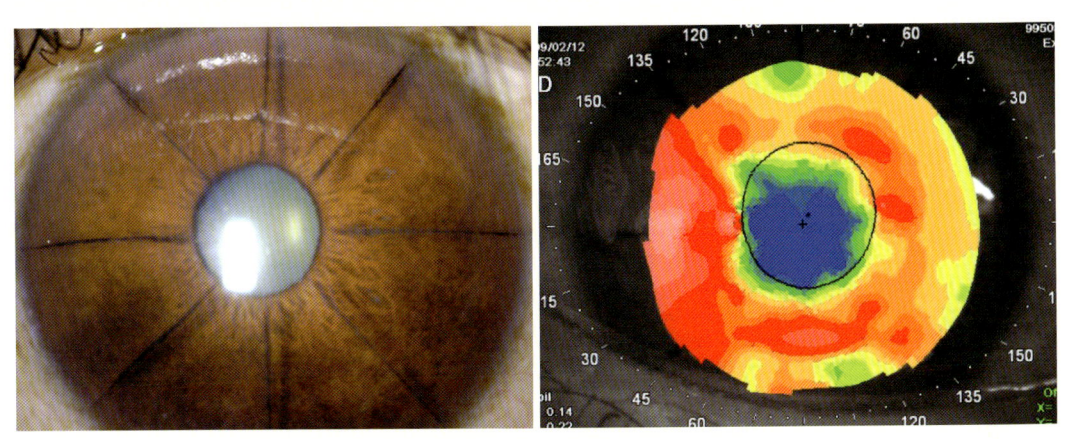

57歳，男性，8年前に両眼RK施行（8本切開）
右眼の白内障手術希望にて紹介。
Vd=0.15（0.8p×S+3.75D C−1.50D Ax40）
Vs=0.2（1.0p×S+2.00D C−1.50D Ax160）
K値（D）：右眼　K1=37.50　K2=38.50（ケラトメーター）
　　　　　K1=35.49　K2=36.68（IOLマスター）
眼軸長：右眼　27.30 mm（Aモード），27.35 mm（IOLマスター）
RK術前は−6D位であったと自己申告あり。

図5-68　症例3の背景と術前データ
トポグラフィはRK特有の所見を認める。

表5-8　症例3の眼内レンズ度数計算過程と結果
この症例は自覚屈折度数が安定するまでに3カ月以上を要した。

計算式	右眼	備考
SRK-T（補正なし）	+19.5	
HCL法	+19.5	HCL法によって求めたK値をSRK-Tに代入
ASCRS web-calculater	+20.5	RK用の補正式に代入
Higis-L（参考）	+24.0	RKには適用できない
Original（筆者）	+21.5	筆者独自の計算式
選択したIOL度数	+21.0	
術後データからの正解度数	+21.5	

結果（術後12カ月）
Vd=1.2（1.5×S+0.50D）

は旧来のHCL法も有効である。筆者は35D〜40Dのベースカーブで矯正度数0DのHCLを特注にて作製し使用している。精度は劣るが，判断材料にはなる。またShammas法などは比較的使いやすく精度も良い。

3）症例3（図5-68，表5-8）

RK後としては比較的不整の少ない角膜形状である。こうしたトポグラフィの場合，HCL法では中心部の涙液の凸レンズ効果により精度が落ちる。原則的には角膜の前後面の比率には変化はないはずであるが，角膜全体の形状が不均一であるため，やはり補正式は必要である。また，角膜の脆弱性により，術後1カ月は屈折度数はかなり変化するケースがある。本症例の術翌日の自覚屈折度数は+3.0Dであった。LASIK・PRKに比べて補正式の決定打がなく，筆者はRK後のIOL計算が最も難しいと感じている。

〔荒井宏幸〕

索引

【日本語】

い
インジェクター　54

え
液状後発白内障　90
円形切開法　89

お
オッシャー氏式鑷子　18
お迎え針　81

か
カウヒッチノット　81
カプスラーテンションリング　119, 126
カプセルエキスパンダー　119, 126
下方サイト　78
過熟白内障　28
回転式インジェクター　55
外傷性白内障　115
核が落下したら　67
核の分割　99
核娩出　62, 108
角膜サイドポート　79, 131
角膜屈折度　137
角膜屈折力　6
角膜混濁　28, 115, 127
角膜実質混濁　128
角膜上皮下混濁　128
角膜上皮混濁　128
角膜切開　19
角膜内皮細胞密度の低下　115
硬い核　99

か (cont.)
灌流不全　106
眼軸長　3
眼内炎を疑ったら　91
眼内カウヒッチノット　85
眼内レンズ　53
眼内レンズがずれたら　77
眼内レンズ摘出　95
眼内レンズ度数　3
眼内レンズ度数計算　137

き
強角膜1面切開　18
強角膜3面切開　15, 18
強角膜4面切開　19
強角膜切開創　135
強角膜変則3面切開　14
強膜外方切開　15
強膜トンネル　15
強膜ポケット　84, 85
凝集型OVD　105

く
グリスニング　76
屈折矯正術後　137

け
経結膜強角膜切開　22
結膜・強角膜切開　131
結膜切開　14, 18
結膜・テノン嚢剥離　15

こ

抗菌薬　95
虹彩後癒着　115
虹彩脱出が生じたら　72
虹彩リトラクター　124
後嚢切開術　88
後嚢切開法　89
後嚢破損が生じたら　62
後発白内障　136
後発白内障が生じたら　88
後方ハプティクス　84

さ

サイドポート　18
細菌性眼内炎　91
散瞳不良　29

し

シムコ針　126
シリコーンオイル　97
止血　15
周辺部虹彩切除　84
十字切開法　89
術後屈折値　8
小切開ICCE　108
小瞳孔対策　124
小児白内障手術　131
消毒　10
硝子体手術　96
上方サイト　78
信頼係数　5

す

スポンジビトレクトミー　67
スリットナイフ刺入　20

水晶体亜脱臼　107
水晶体処理　105
水晶体前嚢混濁　115
水晶体脱臼　107
水晶体動揺　124
水晶体嚢の除去　95
水晶体娩出　107

せ

セグメント方式　3
制御糸　131
切開創作成　14, 108
鑷子挿入型アクリルIOL　53
浅前房　104
洗眼　10
前嚢収縮　23
前嚢石灰化　28
前嚢切開　104, 131
前嚢切開術　23
前嚢鑷子　26, 60
前嚢フラップ　25
前部硝子体処理　80
前部硝子体切除　95, 133
前部硝子体剥離　49
前房形成　135
前房刺入　17
前房水　25
前房洗浄　95

そ

ソフトシェル法　118
創口作成　104
早期(亜急性)眼内炎　91, 93
早期(急性)眼内炎　91, 93
早期手術　94

早期穿孔　72

た
ダブルCCC　28
第1分割　99
第2分割以降　101

ち
チストトーム　23, 59
チン小帯脆弱　124
チン小帯断裂　115
超音波Aモード　3
超音波水晶体核乳化吸引術　33
超音波接触法　3

て
テノン嚢下麻酔　77, 94

と
トーリックIOL　57
トポグラフィ　138
トリパンブルー　129
ドライビトレクトミー　67
ドレーピング　10
等価音速方式　3
瞳孔括約筋切開術　124

な
内因性眼内炎　91, 94

は
ハイドレーション　74
ハイドロ針　30
ハンドピース　62
晩期（遅発性）眼内炎　91, 93

ひ
皮質吸引　49, 110, 133
皮質混濁　115
標準的ICCE　107

ふ
フットスイッチポジション1　67
プッシュ式インジェクター　55
ぶどう膜炎　111

ほ
ホワイトニング　76
補正式　137
縫着　81
縫着糸　81
縫着用強膜ポケット　78
縫着用ポケット　107
膨隆白内障　28

ま
マニュアルI/A　126

み
溝掘り　99

め
メディアルポケット　79

ら
ラディアルポケット　78
落屑症候群　122

り
リバースCCC　60
輪部切開　15

———— • イラスト眼科手術シリーズ　続刊 • ————

◆ **眼科小手術と眼科処置**

　監修　若倉雅登（井上眼科病院名誉院長）
　編集　宮永嘉隆（西葛西・井上眼科病院院長）
　　　　中村　敏（なかむら眼科・形成外科院長）

◆ **近視手術・角膜手術**

　監修　若倉雅登（井上眼科病院名誉院長）
　編集　天野史郎（東京大学教授）

◆ **斜視手術**

　監修・編集　若倉雅登（井上眼科病院名誉院長）
　編集　石川　均（北里大学医療衛生学部教授）